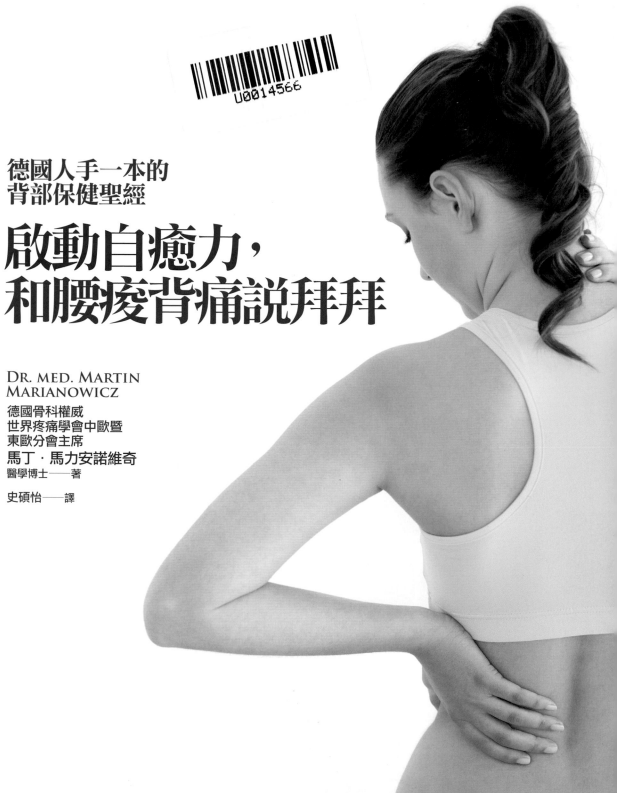

德國人手一本的
背部保健聖經

啟動自癒力，
和腰痠背痛說拜拜

DR. MED. MARTIN
MARIANOWICZ

德國骨科權威
世界疼痛學會中歐暨
東歐分會主席
馬丁・馬力安諾維奇
醫學博士——著

史碩怡——譯

Part 1

認識我們的背

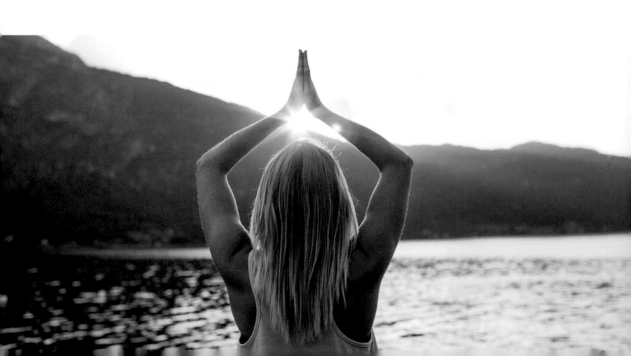

Part 2

多重模式背部計畫

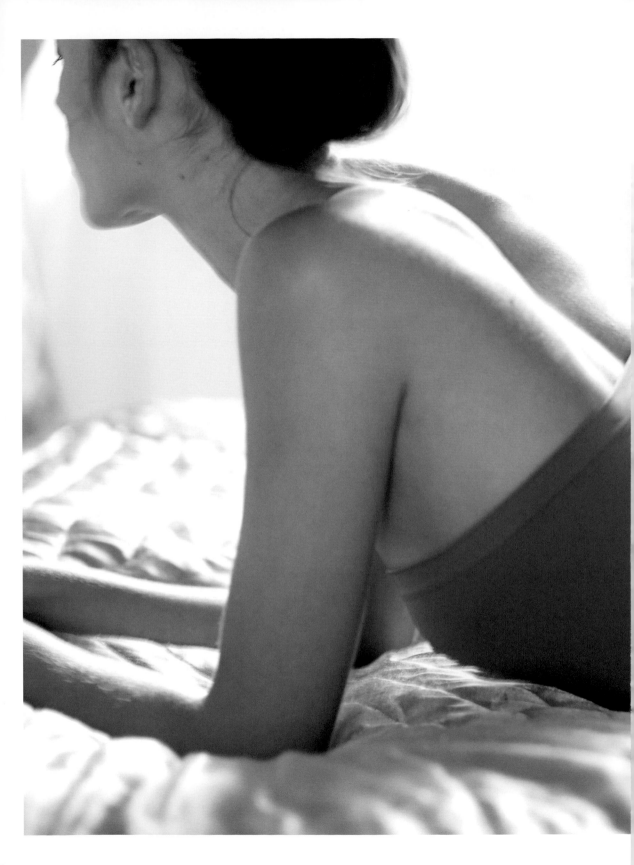

認識我們的背

深受背痛所苦？還是不時或持續有背痛的困擾？
對背痛感到無能為力嗎？
現在就是認識、消滅各種背痛成因的最佳時機。

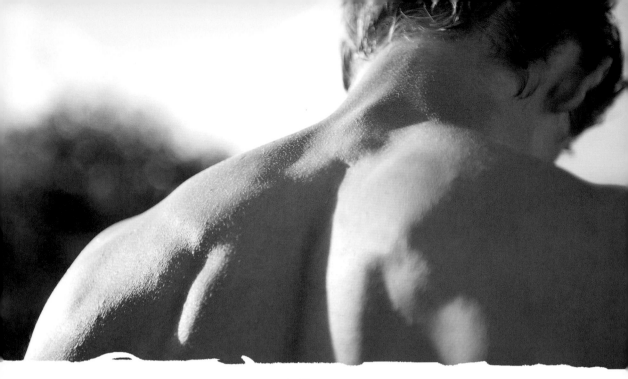

 Ch1

我們的背與自癒力

背是會自行復原的身體系統，不過需要我們的協助，
讓我們從認識背痛的成因開始吧！

疼痛研究的最新發現顯示，腦袋不單是感受到疼痛的地方，還有可能是產生疼痛的地方。在大多數的情況下，背痛無法透過手術，或是看起來很有希望的前瞻性背部治療計畫解決，反而需要透過動態、多元的治療模式，靠自己的努力，再加上專家的幫助，找出背痛的成因與疼痛程度。如此一來，便能啟動身體的自癒力，我和同事會在本書中幫助讀者成為背部專家，讓背發揮最大的自癒力。因為只有忘記對疼痛的恐懼，才能一步步找出疼痛的成因與療法，避免過度治療或沒有即時治療。

大自然的演化奇蹟

讓我先簡單介紹一下背部。有人認為背是演化上的錯誤，因為人類本來不

是直立行走的生物，但事實完全相反，支撐背的脊椎是大自然的演化奇蹟。

堅固又不失靈活

　　脊椎是全身骨架的中心軸，穩定支撐頭骨，讓身體可以靈活活動。脊椎是由椎體、椎關節、小肌肉、韌帶與椎間盤組成的精密系統，為身體提供穩定性與靈活度。負責固定脊椎的肌肉與韌帶，能夠協調椎骨的動作，同時支撐與強化整個背部，讓我們能坐、躺、站、行走、跑步、跳躍、攀爬。不論是細微的動作，或是突然的大動作、搬舉重物，甚至是超群的運動表現，我們的背都照單全收，展現出不可思議的耐力。

精密的背部系統

　　從後方看背部，我們會覺得是一條直線，但從側面來觀察，會發現背部呈現向兩側彎曲的 S 型，如果沒有這種可以吸震的曲線，我們每次走路時大腦都會受到衝擊。雖然根據算法會有些許差異，但脊椎大約有 33 個椎骨，大小各有不同，加上 1 個半圓的椎體、2 個橫突和 1 個位於中間的棘突。椎骨部分則是透過不同的面關節相互連結，可靈活運動。脊椎共分為 5 大部分，包括可靈活動作的頸椎、胸椎、腰椎，以及十分堅硬、穩固的尾椎和薦椎（見下頁的圖示）。每個椎骨的中間都會有一個椎孔，也就是脊髓所在的位置，總長約 45 公分，內含許多神經束，與大腦共同構成中央神經系統，負責控制我們的身體，傳送、發出與轉達身體的神經脈衝訊號。

椎間盤

　　椎體之間是作為緩衝的椎間盤，由強韌、有彈性的纖維環和柔軟的膠狀核心構成。一般來說，椎間盤 90% 是水分，但會根據年紀和健康狀況有所變化。椎間盤負責連結各個椎體，其纖維結構讓它可以吸收超越其體積千倍的水分，和海綿一樣具有極佳的含水力。我們向前後左右彎身移動時，椎間盤中間的髓核就會往反方向移動。

　　因為椎間盤內沒有血管，所以需要不斷活動以保持活力。椎間盤在白天活動的壓力下會流失部分水分，此時髓核會縮小，所以我們晚上的身高有時可能會比白天少 2 公分；在我們睡覺的時候，椎間盤會吸收椎體的營養液，恢復原有的吸震功能。椎間盤的再生能力和水分含量都會隨著年紀逐漸退化。當然，缺乏運動也會有影響。

脊椎圖

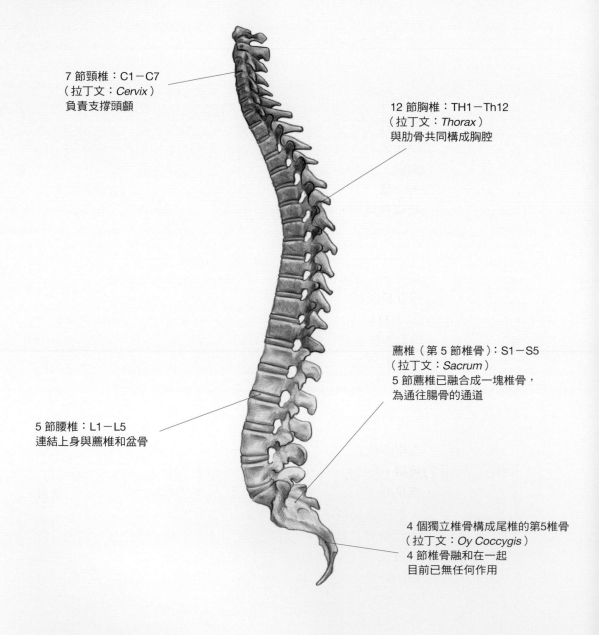

7 節頸椎：C1－C7
（拉丁文：*Cervix*）
負責支撐頭顱

12 節胸椎：TH1－Th12
（拉丁文：*Thorax*）
與肋骨共同構成胸腔

薦椎（第 5 節椎骨）：S1－S5
（拉丁文：*Sacrum*）
5 節薦椎已融合成一塊椎骨，
為通往腸骨的通道

5 節腰椎：L1－L5
連結上身與薦椎和盆骨

4 個獨立椎骨構成尾椎的第5椎骨
（拉丁文：*Oy Coccygis*）
4 節椎骨融和在一起
目前已無任何作用

**不論我們有沒有好好照顧自己的背，
背都會一直默默守護著我們對抗生活中的磨損，直到垂垂老矣。**

韌帶系統

韌帶是脊椎系統中一大重要的功能，共有 7 大韌帶系統，延伸至整個脊椎，確保脊椎的穩定性與靈活彈性。另一方面，韌帶的活動也需要背部和腹部肌肉的支撐，特別是位於背部深處的原生背部小肌肉。這種肌肉位於脊椎的兩側，從骨盆經過胸腔，一直延伸到頭顱，讓脊椎得以打直和承受壓力。腹部肌肉也是極為重要的一環，負責平衡背部的力量。如果腹部肌肉沒有接受任何訓練，就可能無法發揮作用，進而導致骨盆向前傾、深層背部肌肉縮短、腰椎彎曲突出等問題。

治療即調整

脊椎絕妙之處在於其適應能力，能有效對抗因年老產生的退化問題。根據德國弗萊堡大學對 1,244 名椎間盤突出患者的研究發現，75% 採取保守療法治療的患者，在核磁共振斷層掃描中不再有椎間盤突出的問題，其餘 25% 仍有同樣問題，但卻不再感到疼痛。這代表什麼？這表示只要給背部足夠的時間，找出符合個人症狀需求的治療計畫，背就能發揮良好的自癒力。

排除或繞道

在骨科中，治療即代表重整、調整某個變形的結構，像是因日常生活累積的磨損或過大的負荷。背的自我治療方式主要有兩種，即「排除」或「繞道」，不論是哪一種，都是為了解決某個部位失能，以及無法吸震的問題，或是讓神經找到新的通道，排除任何阻礙。用河床來比喻：如果丟一塊大石頭到水中，就會造成短暫的水流阻塞，有些水流還會溢到岸上，不過，幾週後，水流就會找到新的水道，不再像以前一樣直直前進。有時在核磁共振造影中，會在背部的右側看到受擠壓的神經，這通常是造成強烈疼痛的原因，但如果詢問患者，患者抱怨疼痛的反而往往是左側。這要怎麼解釋？這是因為身體會自己調整，以補償右側受擠壓的神經。

這時就要靠醫生和患者來幫助左側的身體啟動自癒力，而身體需要時間、有力的支持和正確的心態才能辦到。弗萊堡大學研究的結果可作為自癒力的最

佳證明。該研究監控了自椎盤間滑脫發生起兩年內，以保守療法控制嚴重椎間盤突出的患者；研究結果顯示，73% 的患者不再有椎間盤突出的問題，因為身體會自動調整易位的結構，並將多餘的部分排除；其他 27% 的患者仍有同樣的問題，不過身體也逐漸學會與現況共處。

結論：背部問題通常是良性的

背部具有自行修復的機制，即使我們年事已高仍會發揮作用，高達 90% 的情況都是如此。如果組織上的變化一直存在，表示沒有治療的必要，因為身體判斷沒有問題，而且通常患者本身也不會感到疼痛。

為動而生

背部能承受一整天的大量壓力，也能用絕妙的方式適應伴隨年紀而來的老化問題。但只有一個問題連我們的背都無力抵抗，那就是「缺乏運動」。缺乏運動會導致骨骼、關節退化，身體長期緊繃、阻塞、椎間盤突出等問題，所以才會引發疼痛！有些人即使在電腦前坐上 12 小時也沒問題，有些人沒幾個小時就會下背痛或脖頸痠痛；有些人可以連續從事 8 小時的負重工作，但有些人在工作時卻飽受肌肉緊繃、脊椎磨損和強烈疼痛所苦。

背部健康的敵人

可以肯定的是，單側的壓力、單邊的靜態運動，或是違反自然生理的不當姿勢，對維持背部健康都沒有幫助。長時間的放鬆姿勢或不良姿勢也會對脊椎、韌帶、肌肉造成刺激，進而觸發關節的神經組織，引發反射反應。

 ## 感受自己的背

大多數人在沒有感到疼痛前，都把背視為理所當然的存在。你上次注意這個大自然的演化奇蹟是什麼時候？從來沒有？那現在正是時候！

01. 坐在椅子的邊邊，手向後貼緊脊椎，用手指感覺下背部突出的球狀部位，也就是椎骨棘突的部位。

02. 微微向前傾，然後上半身向左右擺動，手指仍放在同樣的位置上，感受到背配合著你的動作，有時的突出比較明顯，有時比較不明顯。光是這樣，還不足以讓你多加注意自己的背嗎？

要是肌肉緊繃，脊柱的活動力就會降低，時間一久便會導致姿勢問題。和辦公室中成天不斷碎紙的碎紙機一樣，如果讓身體承受一整天的壓力，例如長時間跪著工作或搬運重物的磚瓦工、整天站在櫃台後的服務人員、從早到晚都在收銀台前的收銀員，都會傷害到肌肉骨骼系統，因為背的構造原本就不是為了承受長時間不動的工作。

運動不足的負面後果在太空人身上最為明顯，他們不過在太空待上幾個星期，背部就紛紛出現問題。在無重力的環境下感受不到任何壓力，反而可能對脊椎造成傷害，因為如果背部缺乏運動和壓力，會使脊椎和肌肉退化，因而無法維持應有的自然支撐功能。

潛伏多時的疼痛問題

我們都是科技進步下的受害者，科技雖然讓生活更為舒適，但也讓我們的背部更容易疼痛。80% 的人一輩子至少會經歷一次背痛，而且通常在孩童時期就有跡可循了。我們的骨科團隊在一項研究中調查了 346 位兒童與青少年，其中大約 61% 有姿勢不良問題，過半的兒童也抱怨有背痛問題，另一份 2008 年的研究則認為情況只會愈來愈糟，主因在於缺乏運動、打電腦、玩遊戲、看電視等活動，全都是背部的大敵。

惡性循環

深受慢性背痛所苦的人通常都隱含運動不足的問題，進而導致支撐脊椎的背部肌肉更加虛弱，後果就是肌肉更加緊繃，然後產生新的病痛！總而言之，我們的身體構造是為了活動而生，因為在人類的演化歷史中，我們有很長一段時間都是獵人和採集者，每天都要走好幾個小時尋找食物。現今的生活型態並不適合我們天生的生理構造，所以才會對背造成莫大的傷害。長時間不動會降

「姿勢不良的世代」

世界衛生組織（WHO）的研究顯示，全世界有 80% 的兒童運動不足。德國民調機構阿倫巴赫研究中心（Allensbach Institute）的調查顯示，德國 6 到 13 歲的兒童每天在電視前至少待上 100 分鐘，這還沒有將花在其他多媒體活動上的時間算進去！

低椎間盤的新陳代謝，甚至還會使肌肉萎縮、縮短，導致肌肉的長度不再足以支撐身體承受整天的壓力。長期以來都缺乏運動嗎？身體一定會退化嗎？趕快讓背脫離惡性循環，不然就會導致肌肉、肌腱、肌肉附著處與韌帶緊繃、發炎，最終演變成疼痛。正確的活動就像是天然的止痛劑，所以趕快開始為身體提供更多的氧氣，不要一直坐在那裡。只要做對動作，背部就能永保活力。

治療原則

　　和身體一樣，脊椎也會老化。退化帶來的變化是不可逆的，但只要用對方法，我們就能為身體提供支援、調整這些變化，進而減輕現有的疼痛，甚至完全消除疼痛。因為背部的自癒力十分強大，所以應該先選擇溫和的治療方式，視情況再考慮是否要選擇更強烈的方式，這樣背的自癒力才有機會發揮。

　　為使自癒過程成為醫學上最佳的治療方式，來自不同領域、具備背痛治療經驗的多位專家一同合作，由「國家疾病管理局」（the National Disease Management；以下簡稱 NVL）主導的《下背痛專案》發表了「德國醫學會」（the German Medical Association）、「法定保險醫師協會監測計畫」（the National Association of Statutory Health Insurance Physicians），以及「醫學專業協助工作小組」（the Association of the Scientific Medical Societies）三方的研究結果。NVL自成立以來，便定期修訂相關指南，隨時留意最新的科學研究發現，目標為針對原因不明的背痛，提供醫生、患者完整的治療經驗，以及找出相關的治療流程和可能的治療方法。

 ## 姿勢分析

只要依照下列的練習，就能測試自己的姿勢是否正確，需要的道具包括掃把柄、椅子和一面牆。

01. 靠牆站好，把掃把柄放在脊椎旁。最佳的姿勢是在不彎腰的情況下，脊椎的 3 個點（尾椎、胸椎、後腦勺）可以碰到掃把柄，但頸椎和下背不可以碰到。駝背、脊椎側彎的人，可能只有在伸直脖子時，頭骨才能碰到掃把柄。

02. 接著試著做做看以下動作：站在椅子的後面，用一隻手將掃把固定在背後，然後坐下來，不過要保持背部與掃把的接觸。這是背部姿勢正確的坐姿，如此才能動態、有效地運用肌肉。

簡單明瞭的建議

針對原因不明的背痛，NVL 認為應該：
- 根據詳盡的病歷調查根本的生理問題
- 伸展動作與活動
- 「教育」：提供病人相關資訊與示範動作
- 如果問題持續超過 4 週，在初步治療時應蒐集相關的「社會心理風險因子」

此外，還要請患者避免可能會干擾身體機制的藥物治療。在協調照護中代表的意義是：「原因不明的下背痛症狀通常都有『自我限制』機制，所以大部分第一次因背痛接受治療的人，需要的僅僅是適當的建議與照護。」

專家小組認為，醫生的首要工作就是根據原因，持續提供相關的資訊與動機，為患者打造健康的生活型態，其中當然也包括定期的運動。但如果治療持續超過 7 到 12 週，那專家小組便應以跨領域方式，於病例討論會中評估現階段的發現。

沒這麼簡單？

詳盡的診斷、鼓勵病人多運動、遵守有益健康的生活方式、拒絕未經證實的治療方式、施用最少量的藥物並確實控管等，聽起來好像很容易，可惜在醫學實務上，事情往往沒那麼簡單。許多原因不明的慢性背部疾病患者都有漫長的疼痛病史，在五到十年間頻繁地換醫生，如同家常便飯。患者經歷了各式各樣的治療方式，包括止痛藥、打針、推拿、鑲嵌、牙科治療等，但全都沒有發揮作用，症狀仍然持續存在，頂多只是暫時有所緩解，沒多久又變得更加嚴重。煩人的疼痛消磨著患者的身體，甚至損傷到無法治療的神經。到了這個時候，病歷上的診斷變成「慢性背部疾病」，不禁讓人加倍灰心，治療師和患者都放棄了治療，因為看不見治癒的希望，只希望能找到至少可以暫時緩解症狀的方式。

演變成慢性背痛

有些醫生會使用「演變成慢性背痛」這種說法，使患者盡快接受作為預防措施的手術，但目前所有的疼痛研究都與這種說法背道而馳。NVL 的建議是，如果接受標準治療後症狀仍持續 12 週以上，且影響到生活品質，就應接受跨領

域的多重模式治療或復健。答案看起來十分明確，但為什麼原因不明的背部疾病還是常常沒有獲得正確的治療？要回答這個問題，就要先了解我們的主要醫療體制。

背痛患者的驚人事實

X 光片發明後，社會逐漸發展出一種機械性的思考模式，即背痛一定源自於因為意外或退化造成的身體結構改變。現代的成影技術讓我們更容易看見身體結構上的受損或缺陷，所以這種思考模式至今仍未曾改變。

將這種機械性的思考模式用在治療背痛，會造成大家普遍認為只有手術才是永遠解決疼痛的方法。這是致命的錯誤假設，等於是把手術這種不得已而為之的最後手段，當成普遍的治療選擇。大家猜猜看，國際背痛協會（Internationalen Rückenschmerz-Gesellschaft）的 200 位成員中，有多少外科手術醫師？ 140 位！

千萬別急著開刀

這些過時的觀念，多半也是因為醫療體系的助長才會一直屹立不搖，原因在於，採取保守治療方式等同於要蒙受財務損失。骨科醫生平均每季每治療一位背痛或慢性背痛病患，能領到 30 歐元，一季 3 個月通常也是這類患者看診的持續時間；但相較之下，每次背部手術的平均費用是一萬歐元。這種醫療體系造成的後果是，手術患者就此失去在未來五十年做出真正改變的機會。大多數人的想法是，採取保守療法的醫生可以賺到很多錢，而且每次只需要花少少的時間看診。患者認為他們在門診花了這麼多錢，但卻沒有得到相應的服務。如同德國骨科暨外科手術協會前主席尼哈德教授（Prof. Niedhart）所言，只要手術和保守療法的付費方式還是和過去三十年來一樣，德國的醫生偏好選擇手術的情況就不會改善。

手術治療能對抗疼痛？

我就讀醫學系時，在離斯圖特加不遠的脊椎中心骨科實習，該中心每年約為 3000 位患者動背部手術，我當時就是要學習如何施行背痛相關的手術。在實習的那幾年，我和其他實習醫生一同學習手術相關知識，以及如何檢查患者術後復原狀況，但我必須承認，我們真正幫助到的病患其實並不多，而且患者術

「德國醫生是背部手術大師，
因為其開刀的頻率遠遠高於英國、法國、義大利的醫生。」

後的狀況通常變得更糟。

動愈多次背部手術，使用愈多鏍栓、錨釘、假體，醫生可以獲得的酬勞就愈高，有愈多更僵硬的背需要治療，就表示有愈多的錢會流進相關人士的口袋裡。最好賺的大概是老人家的錢，因為老人家的 X 光片通常會發現許多問題，雖然有些根本不是造成病痛的原因。如果醫生只憑 X 光片判斷下一步的治療方式，那麼所有 70 歲以上的老人家都得要開刀了。但事實是，任何 X 光片上的發現，只要沒有造成疼痛，就只能算是對身體狀況的認識而已，並不能算是疾病。

研究證明：長遠來看手術治療並無助益

美國波士頓哈佛醫學院一項長達十年的研究取得了重大發現，該研究中共有 507 名椎間盤突出和椎管狹窄症患者，分別接受了保守治療與手術治療，然後在第 1 年、第 5 年、第 8 年和第 10 年時分別接受健康檢查。手術患者在前4年感覺都比非手術患者好，但從長期來看，也就是術後的 8 至 10 年，情況就並非如此了。兩組患者都覺得自己的背痛問題已經解決，但椎間盤突出那組約有19%、椎管狹窄症則有 1/3 的患者，都至少要再開刀一次。

荷蘭萊登大學中心的一項兩年研究亦得到類似結論。該研究檢查了 283 名患者，全是因椎間盤突出而有背痛問題，持續長達 7 至 12 週，不僅因嚴重背痛無法跑步，工作更因此受到影響。半數的受試者是接受保守治療，包括最好的個人疼痛管理與物理治療，另一半的受試者則是在診斷後 14 天左右接受了手術治療。保爾醫生（Dr. Wilco Peul）在研究中的結論是：「最重要的發現是，保守治療組復原的速度更快。」雖然保守治療組的復原過程較為漫長，但大約一年後兩組的結果就相差無己；事實上，大約在 3 或 7 個月後，兩組的差距就已經不大了。

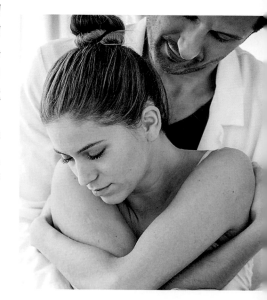

這要怎麼解釋？侵入性手術可以馬上改善生活品質，但手術效果卻會隨著時間遞減。且在大多數的情況下，開刀的效果並沒有比保守療法好上太多。

開刀數不斷攀升！

德國國家保險公司 AOK 於 2012 年 12 月發布其醫院相關報告，相較於 2007 年，2011

年的住院治療案件數增加了 150 萬件，在 2005 至 2011 年間，脊椎相關手術量則增加了 2 倍。我們不妨以更精確的數字來表示，德國每年約有 40 萬台背部相關手術，其中有8成是非必要手術。德國國家保險基金負擔 8 成 5 的醫療費用，目的是希望患者康復，但得到的結果卻往往適得其反，因為患者之後反而要受更多的苦。

除此之外，開刀結果不盡如意的患者漸漸成為慢性背痛的主要族群。為什麼？因為開刀常常會使導致疼痛的真正原因被忽略。如同美國波士頓哈佛醫學院的十年研究結果所載，這種患者通常仍必須接受後續的手術，專家稱之為「背部手術失敗症候群」，通常是為了補救失敗手術所致的症狀，甚至是進行全新的手術。

研究同時證明了，即使手術後的 X 光片檢查已有所改善，但 40% 的患者在術後還是有背痛問題，而且會在一年內回到醫院接受治療。當然，有些時候患者並不會接受後續手術，例如神經受損或再次開刀可能有性命之憂等情況，這類患者大概佔所有脊椎相關疾病患者的 1% 到 2%。

地域差異

在德國，光是背部治療加上所有後續費用，每年支出高達 5,000 萬歐元，其中約 80% 都是慢性背部疾病，治療這類疾病的德國醫生可以領到額外費用。接受背部手術的患者數量與其居住地的手術數量，以及離最近診所的距離有著等比關係。如果讀者距離最近的背部外科醫生很遠，那表示你很幸運。光是住在慕尼黑的背部外科醫生就有 170 位，是 1970 年代的 4 倍，當時的背痛患者並不比現在少，但開刀的比例卻沒有現在這麼高。

影響是否開刀的決定因素：
- 該區外科醫生的密度
- 醫院數量或醫院空床數

醫生自己願意接受手術嗎？

海德堡大學針對 169 位德國骨科醫生進行了問卷調查，希望知道如果有人建議他們接受 11 項標準手術，他們是否願意。跟前頭的研究一樣，他們的回答也不令人意外，只有 41% 的人會接受所有手術，僅有 17% 的人願意在嚴重椎間盤突出時，接受侵入性的治療。

- 患者住處相對於醫院的距離
- 處理成影技術的能力（此點尚未有定論）

金錢至上

醫生如果遵照 NVL 的指示治療，不僅會和同僚格格不入，賺的錢也會少很多。也就是說，我們的醫療保健與付費系統懲罰的是遵守正確指示的醫生與患者。在這種財務壓力下，即使是年輕的背痛患者，也常常聽到醫生說，如果受傷或發生意外，就可能會半身麻痺、無法生育、大小便失禁、半身不遂，甚至耗盡家產等。再加上在核磁共振造影片上，看起來或多或少都會有磨損的跡象，年長患者的核磁共振造影片就更容易加強醫生的說服力了。

致命的問題點在於，患者如果因為身體結構的問題導致背痛，大約只有 1% 需要開刀，這類患者通常是透過神經檢查，確定有神經受損的問題。嚴格來說，外科醫生如果說：「這一定要開刀！」有 99% 的情況都是在說謊！開刀永遠都應該只是最終手段，不是首要治療方式。如果有背部問題，首要之務是先弄清楚醫生有提供哪些治療方式，以及是根據什麼理由做出這些診斷。一開始就指明要開刀的醫生，表示早就打好如意算盤了。

掃瞄結果讓人生病？

我們的背隨著時間都會經歷正常的磨損，最初是因為疾病造成的疼痛而開始磨損，但這並不表示掃瞄結果上看到的損傷就是造成疼痛的原因，因為背痛不一定是看得到的診斷結果或退化所造成的。不是掃瞄結果上的狀況不好，就一定有背部疾病，也不是有背部疾病的人，掃瞄結果上的狀況就一定不好。在核磁共振造影片上看到的結果，不一定是疼痛的成因，也不一定是生病！

我們的醫療體系讓醫生幾乎沒有與病人詳盡討論的時間，所以成影技術會成為診斷方式的首選，也是料想之中的事，畢竟這是最快、最賺錢的方式。然而，單憑掃瞄結果無法作出詳盡的診斷，實驗結果亦證明此說法。美國醫師協會將

醫生建議開刀，怎麼辦？

給身體一點時間，相信自己的內在醫生，在做決定前，不妨尋求其他專家的意見。畢竟，椎間盤突出等疾病造成的背痛，重點在於患者本身的感受，而不是醫生的說法或掃瞄的結果。

節囊的凹口處累積，然後會像椎間盤突出一樣壓迫到神經。面關節症候群好發於 50 歲之後。

椎孔狹窄症：也就是神經管窄化的問題，原因可能是因磨損而導致的面關節發炎，進而引發關節的骨質密度加大，最後從後方壓迫到神經管。

　　神經管也可能因為椎間盤組織或椎體過度生長的骨頭而從前方受到壓迫，原因包括椎間盤的退化性變化（軟骨骨病）或是長年的椎間盤突出。經年累月下來，就像椎間盤突出的情況一樣，相關神經根受到刺激而導致背部與腿部疼痛，還會有刺痛感、搔癢感或失去反射動作等問題。要如何分辨是椎孔狹窄症還是椎間盤突出？如果是椎孔狹窄症，患者通常還是能跑能跳，不過一停下來腳就會痛，必須站立才不會感到疼痛，嚴重時可能演變成脊柱向前過度彎曲。如果是椎間盤突出，慢慢跑沒有問題，但身體前彎時會痛。此外，椎孔狹窄症好發於 50 歲之後。

薦髂關節機能失調：薦髂關節（縮寫為 ISG 或 SIG）屬於平面關節，負責連結骨盆與脊椎。因為跌倒而發生的錯誤動作，或是因為抬重物而承受極大的靜態壓力，都可能會導致薦髂關節阻塞。這時下背深處會有明顯的疼痛感，且通常僅出現於單側，有時會蔓延到大腿。風濕病也可能引發薦髂關節的問題。薦髂關節機能失調好發於 20 歲之後，年老後比較不容易發生。

椎管狹窄症：椎管狹窄症的成因是椎管變窄，擠壓到脊髓或神經根。椎管狹窄症可能是先天問題或後天磨損而導致。窄化的原因有很多種，像是因受損而突出的椎間盤、椎關節的外生骨贅、或是「黃韌帶」增厚；黃韌帶負責連結兩個椎體與穩定脊椎。椎管狹窄症通常發生在腰椎的部分，因為該處負責提供垂直向的支撐力，成因可能是天生的基因問題，也有可能在椎間盤手術後發生。椎管狹窄症大多發生在 60 歲以上的患者身上，最常見於 70 到 80 歲間。

脊椎滑脫症：脊椎滑脫症即為其中一個椎體慢慢滑離原本的位置，過程可長達十來年。這種椎體不穩定的情況可能是天生的，也可能是因磨損導致。脊椎滑脫症常常是照了 X 光片才發現，因為初期不會有疼痛感，但時間一久，如果脊髓或神經根在神經管處受到壓迫，便會開始產生疼痛、感知受干擾，甚至是腿部麻痺。脊椎滑脫症一般發生在 40 歲之後，症狀通常會在 50 歲之後浮現。

了解背部相關疾病有助於自己評估相關症狀與醫生診斷。

- 患者住處相對於醫院的距離
- 處理成影技術的能力（此點尚未有定論）

金錢至上

醫生如果遵照 NVL 的指示治療，不僅會和同僚格格不入，賺的錢也會少很多。也就是說，我們的醫療保健與付費系統懲罰的是遵守正確指示的醫生與患者。在這種財務壓力下，即使是年輕的背痛患者，也常常聽到醫生說，如果受傷或發生意外，就可能會半身麻痺、無法生育、大小便失禁、半身不遂，甚至耗盡家產等。再加上在核磁共振造影片上，看起來或多或少都會有磨損的跡象，年長患者的核磁共振造影片就更容易加強醫生的說服力了。

致命的問題點在於，患者如果因為身體結構的問題導致背痛，大約只有 1%需要開刀，這類患者通常是透過神經檢查，確定有神經受損的問題。嚴格來說，外科醫生如果說：「這一定要開刀！」有 99% 的情況都是在說謊！開刀永遠都應該只是最終手段，不是首要治療方式。如果有背部問題，首要之務是先弄清楚醫生有提供哪些治療方式，以及是根據什麼理由做出這些診斷。一開始就指明要開刀的醫生，表示早就打好如意算盤了。

掃瞄結果讓人生病？

我們的背隨著時間都會經歷正常的磨損，最初是因為疾病造成的疼痛而開始磨損，但這並不表示掃瞄結果上看到的損傷就是造成疼痛的原因，因為背痛不一定是看得到的診斷結果或退化所造成的。不是掃瞄結果上的狀況不好，就一定有背部疾病，也不是有背部疾病的人，掃瞄結果上的狀況就一定不好。在核磁共振造影片上看到的結果，不一定是疼痛的成因，也不一定是生病！

我們的醫療體系讓醫生幾乎沒有與病人詳盡討論的時間，所以成影技術會成為診斷方式的首選，也是料想之中的事，畢竟這是最快、最賺錢的方式。然而，單憑掃瞄結果無法作出詳盡的診斷，實驗結果亦證明此說法。美國醫師協會將

醫生建議開刀，怎麼辦？

給身體一點時間，相信自己的內在醫生，在做決定前，不妨尋求其他專家的意見。畢竟，椎間盤突出等疾病造成的背痛，重點在於患者本身的感受，而不是醫生的說法或掃瞄的結果。

200 張核磁共振造影片放在十位專科醫生的面前，請他們判斷哪些是有背部疾病的患者，以及是什麼樣的背部疾病，結果這些專家的正確率居然不到 15%！

患者針對開刀事宜向我尋求第二意見時，通常會帶來高達 5 張的 X 光片，不過 X 光片上如果沒有呈現出骨骼的變化，通常不能說明長期背痛的原因，也無法看出是否有磨損或椎間盤突出，35 歲以下的患者通常沒有這些問題。X 光片只能排除是否有骨折、錯位或關節退化症的問題，例如骨質疏鬆患者在提重物時如果突然感到一陣劇痛，通常是關節退化症。

骨科醫生的堅持？

骨科醫生並不認為患者的自我評估是確定治療是否成功的標準。因此，醫生在判斷造成疼痛的原因時，如果過度依賴電腦掃瞄或核磁共振造影等成影技術，這些技術反而會成為散布背部疾病的元凶。

小心 X 光陷阱！

英國牛津大學的一項研究結果顯示，德國人照 X 光的次數位居全球第二，僅略低於日本，平均每 1,000 人每年會接受 1,254 次的 X 光檢查。然而，X 光其實是有害的，特別是對 40 歲以下的人，這種放射光束診斷方式還可能誘發癌症。該英國研究的研究人員估計，德國每年 44 萬起新癌症病例中，其中有 1.5% 是因為醫療器材而引發，例如 X 光片檢查。相較之下，奧地利醫療衛生體系對局部放射檢查的態度就反其道而行。首先，醫生必須將患者送往放射科確定是否有照射的必要，接下來才會由放射科醫生進行 X 光檢查。如果背痛不是因為意外造成，就沒有照 X 光的必要。

要解決背部問題，不能把所有責任都推到醫生身上，而是要靠自己評估治療方式是否成功，唯有如此才能達成最終目標，也就是：「我已經有所好轉，所以可以好好過生活了。」患者的主觀感受是判斷治療是否成功的標準，所謂「健康的背」指得是不再疼痛，不是掃瞄結果上沒有任何缺陷。引發疼痛的原因各有不同，基本上大多是發炎導致疼痛，但導致發炎的原因和影響因素卻可能有很多種，以下章節將一一詳述。所謂的治療，就是想辦法使發炎的原因消失。

感同身受

　　21 歲時，我動過兩次椎間盤手術，現在右側脊椎 L4 和 L5 處都還有術後沾黏與疤痕的問題。過去二十年來，我一直在努力解決背部問題，因為背雖然是身體活動的重要部位，但也是阻礙我享受生活的主因。我不能運動、不能久坐，每次開車出遊對我來說都是折磨；跑步的話，跑不到百來公尺就要坐下來休息，因為背實在痛得難以忍受。情況日益嚴重，我愈來愈常待在各式各樣的復健診所，沒有一天不會背痛，所以我完全理解絕望的感受是什麼。有時候實在痛得受不了，真的不知道人生該怎麼繼續下去。

　　在這張後來照的核磁共振造影片中，可以看見我背部受損的部位，包括嚴重退化的椎關節、窄化的神經管、L3/4 椎間盤嚴重突出（擋住椎管通道的一半）。如果光看這張造影片，所有醫生都會說這些問題就是導致我嚴重背痛的原因。儘管我的背在核磁共振造影片中看起來一團糟，但其實我已經超過15年沒有背痛的問題了，不論是運動、久坐或搬抬重物，對我來說都輕而易舉。

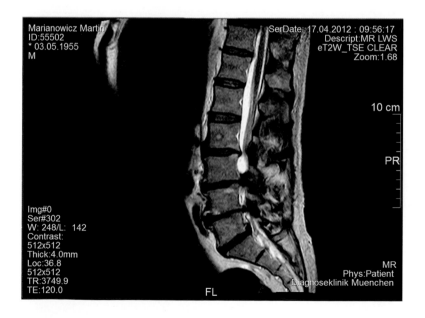

特定或非特定症狀？

只有 15% 的背痛患者可以成功找出單一的器質性病因。患者在接受傳統的背部治療時，如果經診斷是單一的物理性病因，好像就能確定「真的有什麼東西」導致疼痛，接下來患者就會被視為可信、可治療的病例。因為結構性問題疾病不論在醫療體系、醫生、甚至是患者的眼中都是好事一樁，遠比找不到原因的非特定疼痛來得好治療。

絕對不是裝病！

雖然一直感受到令人不快的疼痛，卻一直找不到結構上的問題？和其他 9 成的患者不同，疼痛並沒有在 7 到 12 週內自行或在醫生的幫助下消失？即使醫生做出明確的診斷，例如確定是椎間盤突出，患者還是不知道確切的原因是什麼。椎間盤突出的發生有一半是因為突然的動作，例如搬抬重物，另一半的患者則通常無法找出確切的發生原因。即使疼痛的原因不明，但大多是在生活中一點一滴累積下來，最後導致生病。你或許也有同樣的經歷，連醫生也無法確定明確的治療方式，甚至被當成慢性病患或「疑病症」患者，最後只好採取「嘗試錯誤」的治療方式。不少患者曾和我說，他們已經試過鑲嵌手術、牙科治療、肌肉訓練、各式各樣的手術治療方式，甚至是服用抗憂鬱藥。如果生病了卻被人當成是自己疑神疑鬼，甚至是心理出了問題而被迫接受治療，那會是什麼感受？沒有方向又不了解自己的問題，當然無法為背提供任何幫助，最後反而讓背痛演變成慢性疼痛。

常見的結構性背部疼痛

經醫生診斷確定後，首先要了解該診斷是什麼意思，以及自己是否真的有出現典型的症狀。請謹記，下列器質性病因導致的疾病，並非一定要靠手術治

成功的治療方式絕不能輕忽脊椎支撐的腦袋

原因不明的疼痛

如果常常感到疼痛，卻查不出原因，其他人常常會把他當成疑病症患者看待，但事實並非如此！背痛的原因不明並不代表沒有生病，因為患者確實深受疼痛所苦，生病與否的唯一標準就是患者本身有沒有感受到痛苦。

療，除非確定疼痛真的是因此而生。

椎間盤脫出／突出：椎間盤突出是指椎間盤中間名為「髓核」的白色物質，向椎間盤纖維組織的方向移動，也就是呈環狀包圍著髓核的組織。彈性的纖維環會把髓核固定在中間，但卻很容易因為受傷而無法發揮原本的功能，結果就是髓核慢慢滲出，最後向前膨出。白話一點來說，就是醫生在看椎間盤突出病例時所謂的「跑出來了」。如果保護脊椎的韌帶受損，髓核甚至可能會掉到椎管裡面，也就是骨科醫生所說的「脫疝」。

椎間盤突出的位置可能是中央突出型、偏旁突出型、側邊突出型、椎間孔內突出型、椎間孔外突出型。突出點愈靠近側邊，背部愈感受不到疼痛，但腳和手臂的疼痛感會愈強烈，而且患者常常出現刺痛、像螞蟻在爬的蟻走感、或是肌肉無力的感覺。突出點愈靠近中央，背愈容易感受到疼痛，但腳和手臂比較不會有疼痛感，這是因為髓核壓迫到椎管內的脊椎神經。不過這類型的疼痛不只是因為神經受到壓迫，還包括患者身體自然產生的神經發炎反應。

椎間盤脫出與突出大約發生於 20 歲以上的患者，好發於 40 到 60 歲之間。

阻塞：肌肉如果長時間緊繃，可能導致阻塞、椎骨錯位的問題，也就是椎關節的小關節面彼此靠得太近。引發的原因有很多種，包括肌肉無力又負擔過重、突然高舉太重的重物，或是肌肉緊繃而導致慢性的不當壓力。如果有阻塞問題，患者不知為何會一直有種僵硬感，無法好好活動，而且會有肌肉痛和神經痛，有時疼痛還會蔓延到手臂與腿的部分。如果按壓某個特定的肌肉部位，患者會感到極大痛楚。

面關節症候群：又稱為「椎間滑脫」或「面關節炎」，通常是因磨損而導致的小椎關節退化症，好發於頸椎與腰椎的部位；小椎關節又稱為「面關節」，取自於其外形像是經過琢面的寶石。小椎關節因退化而出現磨損，進而導致關節發炎、動作或靜止時都感到疼痛。

身體為了補償面關節軟骨的磨損，會加強骨質的密度，進而導致軟骨上方的骨頭加寬，可能導致神經管變窄；神經管是椎關節與椎管神經根交會的地方。隨著時間過去，關節囊在某些情況下，也可能出現黏液囊腫，因為關節黏液會在關

單側壓力

阻塞都是因為每天長時間從事單邊承受壓力的工作。

節囊的凹口處累積，然後會像椎間盤突出一樣壓迫到神經。面關節症候群好發於50 歲之後。

椎孔狹窄症：也就是神經管窄化的問題，原因可能是因磨損而導致的面關節發炎，進而引發關節的骨質密度加大，最後從後方壓迫到神經管。

　　神經管也可能因為椎間盤組織或椎體過度生長的骨頭而從前方受到壓迫，原因包括椎間盤的退化性變化（軟骨骨病）或是長年的椎間盤突出。經年累月下來，就像椎間盤突出的情況一樣，相關神經根受到刺激而導致背部與腿部疼痛，還會有刺痛感、搔癢感或失去反射動作等問題。要如何分辨是椎孔狹窄症還是椎間盤突出？如果是椎孔狹窄症，患者通常還是能跑能跳，不過一停下來腳就會痛，必須站立才不會感到疼痛，嚴重時可能演變成脊柱向前過度彎曲。如果是椎間盤突出，慢慢跑沒有問題，但身體前彎時會痛。此外，椎孔狹窄症好發於 50 歲之後。

薦髂關節機能失調：薦髂關節（縮寫為 ISG 或 SIG）屬於平面關節，負責連結骨盆與脊椎。因為跌倒而發生的錯誤動作，或是因為抬重物而承受極大的靜態壓力，都可能會導致薦髂關節阻塞。這時下背深處會有明顯的疼痛感，且通常僅出現於單側，有時會蔓延到大腿。風濕病也可能引發薦髂關節的問題。薦髂關節機能失調好發於 20 歲之後，年老後比較不容易發生。

椎管狹窄症：椎管狹窄症的成因是椎管變窄，擠壓到脊髓或神經根。椎管狹窄症可能是先天問題或後天磨損而導致。窄化的原因有很多種，像是因受損而突出的椎間盤、椎關節的外生骨贅、或是「黃韌帶」增厚；黃韌帶負責連結兩個椎體與穩定脊椎。椎管狹窄症通常發生在腰椎的部分，因為該處負責提供垂直向的支撐力，成因可能是天生的基因問題，也有可能在椎間盤手術後發生。椎管狹窄症大多發生在 60 歲以上的患者身上，最常見於 70 到 80 歲間。

脊椎滑脫症：脊椎滑脫症即為其中一個椎體慢慢滑離原本的位置，過程可長達十來年。這種椎體不穩定的情況可能是天生的，也可能是因磨損導致。脊椎滑脫症常常是照了 X 光片才發現，因為初期不會有疼痛感，但時間一久，如果脊髓或神經根在神經管處受到壓迫，便會開始產生疼痛、感知受干擾，甚至是腿部麻痺。脊椎滑脫症一般發生在 40 歲之後，症狀通常會在 50 歲之後浮現。

了解背部相關疾病有助於自己評估相關症狀與醫生診斷。

骨軟骨病：骨軟骨病指的是椎體間的椎間盤磨損，原因包括不當的壓力導致椎間盤磨損，所以無法有效發揮脊椎骨的防震功能。椎體骨質增生，新陳代謝活動增加，且附近組織的含水量也會增加，在核磁共振造影中呈現水腫的情況。身體為了分攤壓力會增大表面積，接著引發椎體的骨質增生，也就是所謂的「骨贅」。這種小小的凸塊會使椎體看起來像變形一樣，最後會改變整個脊椎的靜態平衡，進而導致脊椎僵硬，甚至會向前（脊柱後凸、駝背）或向後彎曲（脊椎前凸）。

　　脊柱側彎患者通常會有骨軟骨病，因為脊椎側彎會導致椎間盤承受過大壓力。此外，骨軟骨病也會因意外或椎間盤手術而導致，大多發生於 30 歲以上的患者，好發於 40 到 50 歲之間。

骨質疏鬆：骨質疏鬆的意思有很多種，其中一種是「多孔的骨頭」，通常是因為缺鈣導致骨質逐漸流失，所以骨頭會因為一點點壓力就骨折。在德國每 7 分鐘就有一位女性脊椎骨折，大約有 60% 發生在停經後的女性身上，主要是因為停經後，有助於維持骨質的性荷爾蒙會大幅減少。一般我們說的駝背，很有可能是因為骨折所導致的頸椎突起。此外，股骨和上臂橈骨骨折亦極為常見。治療的關鍵在於早期發現、早期治療。

疤痕組織：我的患者中大約有 30% 患有「背部手術失敗症候群」，有些是因為背部手術後產生的疤痕組織所導致，也就是術後在椎管開口處產生的硬化組織。即便手術再怎麼一絲不苟、現代工具技術再發達、止血技巧再怎麼盡善盡美，直至今日為止，患者產生疤痕組織的數量還是沒有減少。光是如此，就應該把手術視為不得不為之的最後醫療手段。許多手術患者在手術結束後的 2 到 3 週都不會感到疼痛，但沒多久更加頑固的疼痛就開始反覆發生。在核磁共振斷層掃描中使用造影劑後，便可清楚看見疤痕和椎間盤組織滑脫的所在位置。

女性常見疾病

　　骨質疏鬆常見於 50 歲以上女性，但大約有 10% 的男性也會骨質疏鬆，通常是因為飲食不健康、用藥過度或飲酒過量而致。

背部疾病症狀對照表

下表是可能背部疾病的參照表。

如果是放射性疼痛或手腳末端有刺痛感，

大約有 95% 是因為神經發炎所導致

（例如椎管狹窄症、椎孔狹窄症、椎間盤突出）。

脖頸處疼痛或是背部深處疼痛則可能是骨骼結構受損，

或是因為不當壓力而導致的過度刺激，也可能是兩者的結合。

頸椎與頸部相關症狀

	椎間盤脫出／突出	阻塞	面關節症候群	椎孔狹窄症	骨軟骨病	肩部問題
脖頸痛	+	++	++		++	
手臂痛	++			++		++ （上臂）
手指刺痛	++		+	++		
身體朝激痛點反方向旋轉時感到疼痛	+	+	+	+	+	
身體朝激痛點方向旋轉時感到疼痛	++	++	+	++	+	
手臂舉起時感到疼						++
動作時發出怪聲			+	+	+	+

腰椎的相關症狀

	椎管狹窄症	椎間盤脫出	骨軟骨病	阻塞	薦髂關節機能失調	面關節症候群	椎孔狹窄症	脊椎滑脫症	疤痕組織
前彎時感到疼痛		++	+	+	++	+		+	+
後彎時感到疼	+		+	+	++	+	++	+	+
無法長時間走路	++	+					++	+	+
背痛	+	+	++	++	++	++	+	+	+
腿部疼痛	++	++					++	+	+
腿部刺痛	++	++					++	+	+
坐著時感到疼痛		++	++	++	+	++			+
躺著時感到疼痛			+	+	+	+	+		+
咳嗽、打噴嚏時感到疼痛		++							
無力感	++	+					+	+	

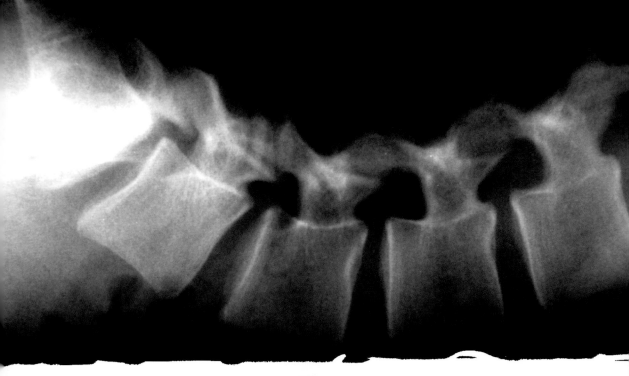

慢性背痛的臨床表現

如果背痛長達 3 個月，我們的醫療體系就會將之視為慢性疾病，
但這個定義不過是為了配合健康、退休和開支相關政策。

患者沒有在 12 週內痊癒，不代表他這輩子都要受疼痛所苦。所謂的慢性疾病不是指滿 3 個月起的那天起就符合「慢性」標準。到底「慢性」真正的定義是什麼？「慢性」（chronic）一字源自於希臘文，有許多涵意，包括「持續很長的時間」和「緩慢地消散」等，但並沒有提及任何疾病發生的相關條件，僅僅是描述時間的狀態。那為什麼「慢性」這個字眼會讓人聽起來像是大難臨頭了呢？因為這樣的話術會讓病情聽起來很嚴重，合理化讓患者接受過度治療（也就是開刀）的建議，進而提升治療的利潤。我個人的看法是，這個字對背部問題沒有任何意義，因為沒有找出真正的病因，就不可能對症下藥。

真正慢性疾病的條件是，某一疾病符合現今的普遍標準，雖然採用前後一致的保守治療，但病情卻不見起色。但事實上是，只有 10% 的病例符合這種條

件。所以說,下列的患者類型很有可能因為接受治療,反而成為真正的慢性疾病患者:

● **接受過度治療**:患者因為害怕疼痛或接受了太多徒勞無功的治療,因而對疼痛的形成機制造成不良影響。

● **未即時接受治療**:隨著時間過去,疼痛愈來愈嚴重,通常是因為沒有找出問題的根源,或是醫生採取的治療措施加重了「機械性問題」。舉例來說,雖然患者的症狀指向其他適合不同的療法,但醫生還是指示患者進行背部訓練。

● **接受開刀手術**:如同前述,約有 40% 的手術患者在術後又出現同樣、甚至是更強烈的疼痛症狀。

疼痛感知的潛在危險

背痛持續愈久,愈容易轉變成頭痛,因此對醫生或患者而言,最大的困境在於,錯誤的疼痛管理會演變成慢性問題,時間日久,疼痛愈不可能自動消失。要了解為什麼會發展出這些症狀,就要先了解疼痛的感知與處理過程,其中包括感知與神經細胞、脊髓與大腦一連串複雜的交互作用。

疼痛訊號連鎖反應

想像一下,你坐在餐桌前,眼前是一籃香氣四溢的小麵包,接著你拿起一把鋒利的刀子切麵包,一不小心割傷了手指,剛開始時沒有任何感覺,但突然

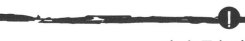

究竟是怎麼回事

為什麼平常輕鬆散步或慢跑時不會感覺到椎間盤突出的問題?為什麼明明找不出原因,背痛還是愈來愈嚴重?為什麼明明沒有做負重的動作,背部還是一直有疼痛的緊繃感?為什麼每星期按摩兩次,頸部的緊繃疼痛感還是揮之不去?為什麼已經吃了這麼多止痛藥,都沒有緩減的作用?為什麼自己是屬於那 10% 背痛不會好的人?問題到底出在哪裡?為什麼身體的自然療癒程序沒有啟動?是什麼原因讓背部沒有辦法自癒?本書就是要幫助讀者找出問題的解答!

大腦區域圖

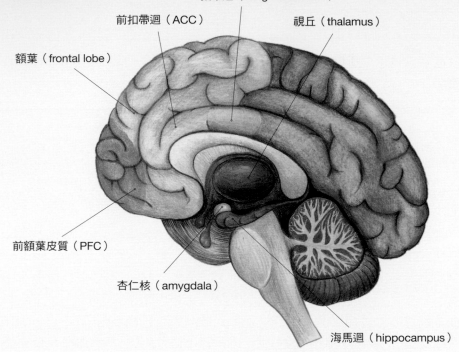

額葉（frontal lobe）

前扣帶迴（ACC）

扣帶迴（Cingulate cortex）

視丘（thalamus）

前額葉皮質（PFC）

杏仁核（amygdala）

海馬迴（hippocampus）

一陣疼痛猛然襲來。身體究竟發生了什麼事？為什麼會突然這麼痛？又為什麼疼痛往往在某個時候忽然停止？身體受到割傷等刺激時，組織疼痛感知器中的某個點，也就是「痛覺受器」會受到刺激，接下來就是一連串的訊號連鎖反應。我簡單解釋一下：痛覺受器一開始會將疼痛訊號傳輸至脊髓，然後由脊髓的神經細胞將神經脈衝送至大腦中的「視丘」（下腦丘中的某個區塊），接著視丘會評估訊號，視情況將訊號傳送至更高層的大腦區塊。視丘就像大腦的祕書，負責決定是否要把受到刺激的訊號向上傳送，還是要忽略這個訊號。

接著疼痛訊息會從視丘傳至「海馬迴」（大腦的思考核心，負責記憶等功能），經過大腦的其他地方，最後傳至「杏仁核」（負責針對危險訊號做出反應的區塊，或更精確地說，負責觸發類似恐懼的情緒反應）。以演化的角度來看，杏仁核是大腦中極為古老的區塊，所以其引發的情緒反應也十分原始，以致於我們幾乎無法控制。疼痛脈衝訊號最後會抵達「前扣帶迴」，這裡是大腦皮質中負責情緒處理與諸多原始反應的區塊，不容易受到外力干擾；如同編程一樣，這個區塊受到刺激後，某個內建於大腦深處的機制就會啟動，幾乎沒有任何方法可以終止這個機制。前扣帶迴會協助處理特定訊息，我們一輩子的疼痛經歷也儲存在這裡。根據這些資訊，前扣帶迴會將造成疼痛記憶的急性疼痛獨立出來，轉換成慢性的疼痛問題。大腦中處理疼痛的主要區塊就像網絡，能夠迅速

有效地傳達訊息，所以疼痛的訊號不僅會在短時間內傳至大腦，而且十分難以排除。

疼痛是身體發出的警訊

疼痛訊號經評估後如果認為有危險存在，大腦的警報就會響起，就像前述早餐的例子一樣，我們的手因為被刀子割傷了，所以會反射性地縮回來。這一切都發生在電光石火之間，疼痛的刺激訊號大約是以每秒 15 公尺的速度傳向大腦。

透過這樣的反應，大腦才能確保身體的存續。面對危險時，「恐懼的情緒反應」會被觸發，疼痛就是其中一種。疼痛是很重要的反應，是身體保護自己的警訊，避免身體組織受到更多的傷害。也就是說，疼痛表示身體某個地方不對勁或需要修復。一般來說，疼痛的持續時間和強度反映受損部位的嚴重程度。普遍而言，急性疼痛反而好得較快，是輕微的傷口大概只會持續 15 到 20 分鐘，但有些疼痛可能持續數星期之久，直到身體正常的疼痛抑制機制啟動，或是身體對受損部位做出相應調整。在這個過程中，疼痛系統順著疼痛訊號途徑向上方的大腦傳遞訊號，就像是發出火警警報，而大腦發出的指令沿著疼痛訊號途徑向下傳遞，就像是出發救火的消防隊。

身體系統的興奮劑

我們要把自己當成是大腦與身體的興奮劑。我們的脊髓與大腦內建有所謂的疼痛剎車，會分泌自體產生的瑪啡，例如腦啡（enkephaline）、腦內啡（endomorphine）、大麻衍生物（endocannabinoid），作用是降低疼痛神經細胞的活性，進而緩解當下的疼痛，即使受傷處還沒痊癒。刀傷導致的疼痛卻會過一下就消失，這是因為抑制劑幾乎和疼痛刺激同時送出，為的是盡快解決神經細胞的疼痛訊息。這就是大自然最神奇的造化。不過，如果疼痛沒有消失呢？

大自然的神奇造化

為了讓我們能在危急時，維持身體的有效運作，身體會自動產生疼痛抑制劑，這種物質在正常的情況下，也能避免當下的疼痛變成慢性疼痛，這就是大自然的神奇造化。

疼痛的發展過程

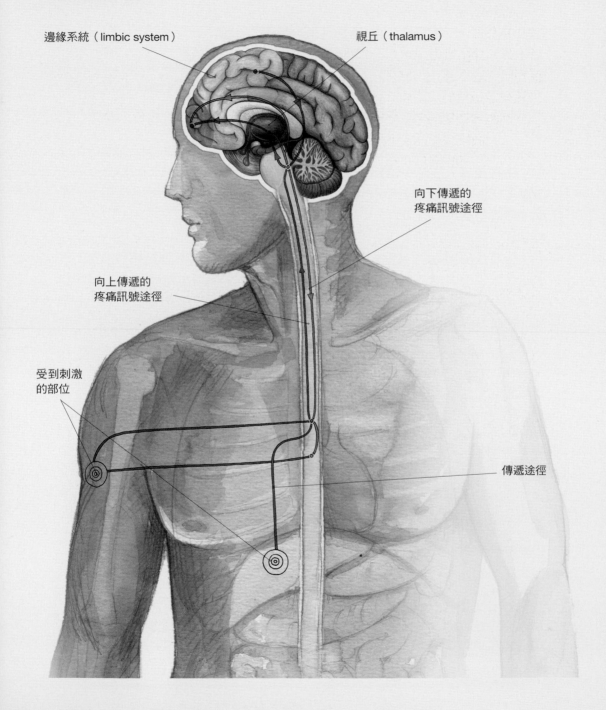

邊緣系統（limbic system）

視丘（thalamus）

向下傳遞的
疼痛訊號途徑

向上傳遞的
疼痛訊號途徑

受到刺激
的部位

傳遞途徑

情緒因素

　　意外發生時，疼痛不僅是身體的警訊，為我們指出問題所在，疼痛更與情緒息息相關。「國際疼痛研究協會」（IASP）定義疼痛為：「不舒適的感受或感覺，通常伴隨實際或可能的組織受損，抑或是像某些患者的描述，其實是組織受損而導致疼痛。」正因為摻雜了不同的個人因素，疼痛的成因更加難以釐清，到頭來還是只能依憑病人主觀描述是否疼痛或疼痛強度來下判斷。現在也沒有什麼客觀標準能讓坐在對面的醫生一看就知道，患者究竟承受了多少痛苦。雖然現代的成影技術讓我們能夠確實了解大腦產生疼痛的過程，但還是沒有方法可以測量疼痛的強度，因為每個人對疼痛的感受度都不一樣。

關卡控制理論

　　1965 年加拿大籍心理學家梅爾札克（Ronald Melzack）和瓦爾醫生（Patrick D. Wall）共同提出了「關卡控制理論」（Gate-Control Theory），提出表示疼痛的分類與評估最初並不是由大腦決定，而是由脊髓決定。該理論認為，疼痛脈衝從神經末梢傳向脊髓時會經過轉換，也就是所謂的「關卡」。這個關卡的作用如同「控制箱」，會決定要把疼痛脈衝繼續向上傳或是阻擋下來，然後決定要強化或弱化收到的疼痛脈衝訊號，就像一個人決定肌肉的出力程度一樣。除此之外，如同我們對於疼痛的感受方式，不論是覺得受到威脅或無關緊要，這個控制箱也會決定是否要打開關卡讓脈衝訊號傳向大腦。

　　日常生活中有許多常見的例子，像是小朋友如果跌倒摔破了膝蓋，起初還沒有反應，但看到膝蓋流血或媽媽緊張的神色時，就開始大哭了起來。或者是，我們在候診間排隊等候時，不知為何疼痛感就沒有這麼強烈了，甚至是覺得不痛了。我的病人常常對我說：「我在掛號時真的覺得狀況很差，但一坐到醫生面前，就不覺得痛了，我自己也不知道為什麼。」

轉移注意力

　　許多人都覺得看醫生壓力很大，所以會想辦法轉移自己的注意力。因此，看醫生時我們常常把注意力放在與醫生對話，而不是自己本身的疼痛問題，所以常常當下反而感覺不到疼痛了。

關閉的關卡：不再疼痛

過去十年，大腦疼痛形成機制方面的研究取得諸多進展。儘管如此，梅爾札克和瓦爾的關卡控制理論使得最重要的假設得以證實，也就是人的想法與感受確實會影響身體感知到的疼痛強度。壓力、不安、情緒緊繃都有可能使關卡打開，讓疼痛脈衝得以向大腦的更高層級傳遞。安靜、放鬆、正面的活動、娛樂消遣都會使關卡保持關閉，同時啟動身體的疼痛抑制系統。

情緒抑制疼痛機制

從情緒的觀點下手，便可清楚解釋為什麼有些人雖然有背痛問題，卻沒有任何實際的身體損傷，以及為什麼我們心情好的時候，比較感受不到疼痛。因為我們的情緒會影響我們向大腦傳遞疼痛刺激訊號的多寡。一個人如果深受疼痛所苦，除了無法承受之外，又覺得自己的感受沒有被認真看待，等於是讓慢性疼痛有萌芽的機會。可惜的是，現在醫學並不夠重視這種自然的疼痛抑制機制。一般來說，醫生對於原因不明或慢性的背痛，都沒有接受過多重模式治療的相關教育，但傳統治療方式和手術都無法解決這類背痛。

我常常參與美國與亞洲的大型研討會，和許多與我們團隊志同道合的醫生會面，討論要如何運用多重模式療法幫助患者解決疼痛問題。其中幾位美國醫生為自己的工作下了最正確的定義，就是「疼痛醫生」，因為他們每天專門治療患者的疼痛，不是骨科手術專門醫生，也不是神經外科醫生，而是真正的疼痛治療師；除此之外，他們通常也接受過身心相關專業訓練課程。

疼痛記憶

如果你長時間以來，持續或階段性地有背痛問題，疼痛可能會就此烙印在大腦之中。神經細胞愈常受到刺激，就愈容易有強烈的反應。大腦在神經傳遞

 ## 關閉疼痛關卡

花些時間想想，哪些行為模式、想法、感受讓身體的疼痛關卡持續打開。

01. 準備一張有兩欄格子的表格，左邊是會打開關卡的事物，右邊是可以關閉關卡的事物。
02. 在左欄記下關鍵字。
03. 最後找出現在已經在做或是計畫要做的事，讓疼痛控制箱保持關閉。

途徑上會發展出一種疼痛軌跡，在這個軌跡上，神經細胞會持續或重覆發出疼痛警報。

　　結果就是，疼痛臨界值下降，患者持續感受到疼痛，卻找不出任何引發疼痛的結構性原因，因為疼痛不是發生在身體的某個部位，而是因大腦所致。這時就無關乎因發生意外而導致的自然演化警訊，而是獨立的臨床表現。換言之，大腦自己發展出了疼痛記憶。

疼痛記憶如何作用？

　　如果大腦的切換迴路常常接收到疼痛脈衝，然後不斷被啟動，這樣的循環就會變成長期的儲存記錄。接著，被啟動的大腦神經途徑就會觸發疼痛訊號，即使身體並沒有受到相應的客觀刺激或傷害。這時，雖然背部已經恢復正常，但患者還是會持續感受到不悅的疼痛。

　　多虧現代的成影技術，我們可以確實認識疼痛記憶的形成過程。深受慢性疼痛所苦的患者，其前扣帶迴區域的活動有所增加，也就是我們疼痛記憶的「住所」。

　　從演化的角度來看，大腦透過這樣的反應，就能避開外在環境和潛在的危險。如同先前所述，疼痛是非常有用的自然機制。基本上，所謂的疼痛記憶就是疼痛刺激遇上身體的預設機制，所以該機制便開始啟動。此後，大腦便根據儲存的記憶來評估危險，卻不自覺導致慢性疼痛產生。大腦中負責處理疼痛持續時間與相關評估的區塊，會決定我們感受到的疼痛程度。

每個人都不盡相同

　　前述的情況也解釋了為什麼有些人不太會經歷劇烈的疼痛。對疼痛不敏感的大腦可以清楚分辨舒適和疼痛的刺激，因為這兩種感官體驗是透過脊髓中兩種不同的途徑傳遞至大腦。儘管如此，彼此還是可以透過神經纖維和訊息物質等神經傳導物質相互溝通。持續性或階段性的刺激可能會干擾荷爾蒙分泌系統，導致脊髓「短路」，進而傳遞不實或過度的疼痛訊息。因為持續的疼痛刺激會改變神經切換開關，所以痛覺受器會無緣無故向大腦「抱怨」。更慘的是，如果疼痛訊號益發強烈，在某個時間點，身體天然的疼痛抑制劑就會停止作用。37頁表格清楚說明急性背痛與慢性背痛之間的差異，疼痛記憶就是其中的關鍵角色。

簡單來說，大腦是為了避免身體受到傷害，才會對疼痛做出反應。

漢斯・赫曼・富賀斯博士暨合格講師

（ Priv.-Doz. Dr. Dr. Hans-Hermann Fuchs ）
神經學暨精神病學專科醫師
慕尼黑馬力安諾維奇診斷治療醫學中心神經科主任

如何對抗疼痛記憶？

要對抗疼痛記憶，我們必須從身體和頭腦的各個方面下手，透過抗憂鬱藥物或抗痙攣藥物來影響神經系統中持續產生的疼痛訊號，雖然這些藥物原本是用來治療憂鬱症或癲癇，但卻能對受到慢性疼痛干擾的神經系統產生正面影響。

藥物之所以對治療慢性背痛有效，主是要因為疼痛處理機制所使用的傳遞系統或離子通道，跟血清素與正腎上腺素作用的方式很像，這兩種激素同時也在憂鬱症和癲癇相關疾病中扮演著關鍵角色。這類藥物只能對抗發炎問題，對於改善疼痛記憶的幫助其實不大，醫生通常只有在患者還有實際周邊疼痛問題時，才會開立這類處方。

多重模式治療方式

藥物治療並不是主要的治療方式，放鬆技巧、活動計畫、行為療法等，才是使疼痛感知恢復正常的方式。疼痛是非常個人的感受，更別提每個個案的疼痛持續時間都不盡相同。有的人短短 3 個月內就能有效對付疼痛，但有的人就是需要更多時間。多重模式概念的與眾不同之處在於，個別為每位患者訂定不同的治療重點。根據我自己治療疼痛的臨床經驗，每個療法要結合使用才會真正發揮效用。有些患者忍受了數個月的背痛，採用多重模式療法後沒多久就大有進展；也有些患者有著嚴重的疼痛病史，甚至連社交生活都因長年疼痛而受到嚴重影響，但在多重模式療法的幫助下，數個月後生活品質就有所好轉。脊椎上真實存在的結構性損害可以透過手術確認，但疼痛記憶卻是因為長期的疼痛病史而導致的持續性疼痛感知。所以說，一有症狀絕對要立刻採取適當方式解決發炎問題，避免繼續感受到疼痛，如此一來才不會產生疼痛記憶與慢性疼痛問題。不論是患者還是醫生，這點一定要在疼痛開始時就徹底釐清。

	急性背痛	慢性背痛
臨床表現	單一干擾因子產生的症狀	多重干擾因子 產生的複雜症狀
作用	干擾警訊	身體系統受到干擾
持續時間	短時間，大約數天	最短 3 至 7 個月
觸發原因	明確	不明、多種原因
疼痛部位	可明確指出疼痛部位	多處或大範圍的疼痛部位
心理狀態	患者可以快速找出疼痛的 適當治療方式	患者抱持著擺脫疼痛 的希望，試著適應疼痛
治療目標	完全消除疼痛	緩解疼痛

個案研究

　　幾年前我有一個病人，大約 55 歲，是個生活忙碌、事業有成的建築師，他在腰椎處長了一個囊腫，因而壓迫到神經根，所以異常疼痛。我們先是刺破囊腫，但後來又產生了新的囊腫。重覆幾次後，便建議他開刀移除囊腫，但不知道他是沒有辦法還是不願找時間，所以遲遲沒有接受手術。

　　雖然我們一直想盡辦法說服他接受手術，他就是不肯。在接下來的三年內，他一直不斷在疼痛中工作，也試過一切可能緩解疼痛的權宜之計，像是全新的床架與床墊、符合人體工學的辦公室家具、定期服用強效止痛劑，甚至放棄自己最喜愛的高爾夫。沒多久，他就機關用盡了，最後終於抽出時間接受囊腫移除手術。手術非常成功，沒有產生任何疤痕組織，但疼痛並沒有就此消失。我們透過局部麻醉的方式，對神經進行測試，想確認是不是患部還在發炎，因為疼痛的背後通常都是神經發炎所致。但結果是否定的，可是病人還是頻頻喊痛，因為雖然病因已經排除，但病人本身對自己的疼痛問題還抱持著和術前一樣的想法，也就是說，他自己產生了疼痛記憶。

　　所以我們接下來採取多重模式疼痛療法，讓他學習行為治療策略，以改寫

腦中的疼痛記憶，現在他幾乎不再有疼痛問題了。慢性疼痛會成為獨立的臨床表現，患者感到的背痛不是背痛，而是一種表現在背部的「疼痛疾病」，然後身體某部分的自癒機制就可能無法正常發揮作用，或是因此受到阻礙。一般來說，慢性背痛的淒慘故事平均可長達十年之久。

結構與心理：身體的兩大調整螺絲

　　我想簡單總結一下前面章節提到的重點。現在是理性分析至上的社會，因而發展出物理結構至上的醫療體系，所以醫生面對背痛一開始一定是想辦法找出結構性病因，卻忽略了有 85% 的背痛是找不到原因的。現代醫療體系的至理名言是：「沒有組織結構問題，就沒有疼痛。」

　　在電腦斷層掃描技術的掃描下，通常都會發現患者的脊椎有退化跡象；運氣不好的話，醫生會為了解決這個「可能的病因」而開刀，儘管那可能根本不是導致疼痛的原因。

　　在所有療法都沒有效果，醫生也毫無頭緒的情況下，最終就只好將患者轉診給心理治療師。雖然多重模式治療計畫完全是根據最新疼痛研究所得的知識，但在前述情況下，醫生並不是有意識地選擇其中一種療法，轉診病人只是為了把「無法解決」的燙手山芋丟給別人。原因不明或慢性背痛常常耗掉脊椎專科醫生的許多時間，因為病人頻頻喊痛，但醫生在分析掃描片時，得到的結論是：「看起來沒有任何問題啊，肯定是心理問題。」醫生會下這種錯誤判斷，是因為我們的醫療體系完全不明白「心理狀態」會觸發疼痛，更有可能強化疼痛。

感覺影響疼痛

　　加拿大蒙特利爾麥基爾大學加拿大籍疼痛研究學家布什內爾（Catherine Bushnell）和同事進行了一項很有趣的研究，旨在展現心理對疼痛感知與疼痛處理有多大的影響力。在催眠狀態下，研究團隊要求受試者將手伸進一個裝了水的容器中，並跟受試者說水的溫度適中，但事實上水溫非常地高，但受試者都

心理因素

　　我們都不知道自己有能力影響自己的疼痛感受，也就是我所稱的「心理因素」，其中包括了情緒、心態、期望，這些因素會強化疼痛，但最有趣的是，同時也能緩解疼痛。

自我檢測：我是哪種疼痛類型？

在經歷疼痛時，你有什麼想法？有什麼感受？採取了哪些行動？
想想自己處理疼痛的過程。透過下列的簡短描述，
便可知道自己對疼痛的情緒反應。
你覺得自己最符合哪一種類型呢？

疼痛類型	專家小組
面對反覆發生的疼痛，**「避免疼痛的患者」** 會因為恐懼，讓身體採取保護姿勢，避免使背部受到其他傷害。	但不要忘記，這種保護姿勢可能會造成更大的傷害，因為身體要痊癒需要心理建設與適當壓力。
「默默忍受疼痛的患者」 最終可能會演變成憂鬱症，因為他們不知道怎麼跟疼痛溝通，也不知道如何解決問題。	釋放自己的疼痛，因為接受疼痛是治癒的第一步。學會和背部做朋友，才能解決疼痛。
「擅長忍耐的患者」 是最難纏的角色，他們不會試圖找出自己背痛的原因或採取行動，而是咬緊牙關忍耐或吃藥麻痺疼痛，所以儘管背痛，某種程度上還是能維持正常的生活。	能夠忍耐不是件壞事，但我們應該把背部視為夥伴，與其達成共識，不然就可能要面對疼痛生根的風險，未來還要經歷極度漫長的治療過程。
「誇飾疼痛的患者」 過度專注於自身的疾病，不斷描述自己的生活環境與身體狀況，非常擔心疼痛是因為其他嚴重疾病所引起。	患者應該要先問自己，不斷訴說疼痛問題對自己的生活有什麼幫助，以及自己面對疼痛的態度是什麼。
「放棄治療的患者」 對治癒已不抱希望。這類患者常常就診，也試過無數的療法，但都不見效果。生活飽受背痛所苦，所有活動與社交生活都受到背痛影響。	患者是否有勇氣問自己可願意嘗試可能解決背痛深層潛在病因的療法。
「處之泰然的患者」 把疼痛視為一種自然經歷，也知道這是身體發出的警訊，或是代表潛在的精神問題。他們會試著分析相關的原因與後果，即時、積極地採取行動。	這類患者已走上正確的道路，很有機會完全發揮背部的自癒潛力。

沒有發現。當有人告訴受試者真正的水溫時，不意外地，他們馬上把手縮了回來。研究人員在研究期間取得了受試者的正子斷層掃描（PET）影像，其中清楚呈現，當受試者知道真正水溫時，扣帶迴的活動明顯提高，也就是大腦邊緣系統中處理疼痛的區塊，負責決定我們感知到的疼痛強度。

避免疼痛生根

　　牛津大學的疼痛研究專家崔西教授（Prof. Irene Tracey）也同意，「疼痛是極為主觀的經驗」，所以情緒會影響我們感受到的疼痛強度。然而，我們對疼痛的恐懼可能會導致我們不願意活動，這種情況常發生在慢性疼痛所導致的憂鬱。

　　在功能性成影技術的幫助下，去年的疼痛研究進一步探討哪些因素會影響大腦感知與處理疼痛的過程，以及哪些因素會強化刺激：

- 面臨重大危險時，身體的**演化機制**會啟動以保護自身，也就是說如果我們被劍齒虎咬傷，視丘會傳遞出「有生命危險！」的訊息。
- 每個人一生的**疼痛經歷**都不一樣。舉例來說，一個人小時候如果經歷過重大疾病，他的疼痛感知就會比較敏感，也比較容易感受到疼痛。
- **負面預期**會影響身體的疼痛系統，接著身體在適應和解讀疼痛時，會決定是否要啟動疼痛抑制機制。
- **心理狀態不佳**會降低疼痛臨界值。不同刺激和生活環境可能會引發或消除疼痛，所以疼痛臨界值會因每天的狀況不同而升高或降低。
- 部分雙胞胎研究顯示，**基因傾向**會影響背痛的程度，而且通常不會只有單一症狀。此外，每個人都有不同的疼痛臨界值，但基因和疼痛感知兩者間的關聯還需要更多研究才能證實。

以患者的敘述為主

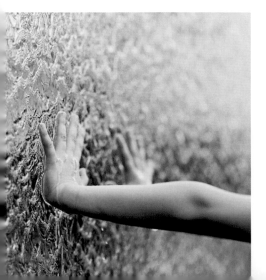

　　當我請患者根據 0（不會疼痛）到 10（極度疼痛）的標準來評估自己的疼痛感受，我常常聽到：「嗯……我不知道，有時候是 4，有時候是 5，但有時候又會是 8，很難說清楚。」所以我接著問，疼痛是否影響到他們的生活或使生活受到限制，然後我就會得到非常清楚的答案。這是理所當然的，因為疼痛對個人生活的影響十分巨大。總歸而言，

光是不太強烈的疼痛就可能嚴重影響患者的生活品質，因為患者可能無法從事某些對他來說非常重要的活動。舉例來說，卡車司機可能因為疼痛問題而無法長時間開車，但因為年紀太大也無法換工作；疼痛問題可能讓高階經理無法專心開會；又或是滑雪選手因為背痛只好放棄自己熱愛的運動。患者的生活品質都因疼痛而下滑。疼痛使患者的日常生活受限，更讓他們心懷擔憂與恐懼，身邊的親朋好友、甚至同事也因此受到影響。這些敘述對患者來說，遠比單純的疼痛量表來得重要，因為只有疼痛不再影響生活，他們才能好好處理疼痛的問題。因此，我堅持不輕易開立病假證明，因為我們都知道，床上靜養與病假會使我們的身心都進入放鬆狀態，進而成為慢性疼痛的溫床。

侵蝕我們的生活

我自己也經歷過，找到合理的病因後，疼痛就變得愈來愈強烈。儘管如此，這不會改變患者受到折磨的事實，他們必須適應這個問題，才不會讓情況惡化。在承受疼痛的過程中，患者覺得自己錯過生命中的許多事，雖然不是自願的，但事情就這麼發生了。根據我的經驗，患者都認為疼痛肯定是因為某種疾病所導致。舉例來說，我的一位患者出了點意外，導致椎間盤突出與盆骨挫傷。意外發生兩年後，她的復原狀況良好，但在定期檢查時，她跟我說只有在行房時背會痛，因為和另一半有親密的互動，所以擔心背痛會影響到感情。這時醫生有兩種可能的選擇，一是考慮有哪些可能的組織性病因；但也可以想想，為什麼患者在其他狀況下不覺得受限。疼痛與疾病並不一樣，疼痛可能是觸發疾病的原因，反之亦然，疾病也可能是觸發疼痛的原因，我們必須仔細觀

更多驚人的事實

疼痛是現代醫學的一大挑戰，雖然在治療急性疼痛上已有良好進展，但慢性背痛仍常面臨治療不足或過度治療的問題。為此，我們不斷要求國家的醫療體系採用新的治療方式。工業國家中，大約有 20% 的人口深受慢性疼痛所苦，也就是大約一億的人口，其中可能有一半都是背痛。我們也知道，這 20% 的人口花去約 80% 的經費，因為慢性疼痛可能會導致患者失去工作能力。持續性疼痛對患者會產生負面影響，因為生活品質會下降。同時，這也對醫療體系帶來莫大負擔，單是慢性疼痛的支出就超過 400 億歐元。

察兩者的差異。

心理因素

　　捉摸不定的症狀與痛苦並不相同，疼痛有可能早就變成獨立的問題，和疾病本身不再有關聯。所以說，這時我們可以從身體的其中一個調整螺絲「心理」下手，因為心理對疼痛感受有一定程度的影響。所有疼痛感知與處理相關知識都清楚顯示，疼痛就是疼痛，不論有沒有結構性病因，即使沒有找到觸發原因，也不代表疼痛不存在。因為不論是原因不明或慢性的背部疾病，大腦的處理過程都一樣，我們都感受到了真實的疼痛。

　　所以說，背部問題並不一定總是如此黑白分明。疼痛感知（大腦）和疼痛敘述（心理）之間有許多灰色地帶，每個人的兩大調整螺絲設定都不一樣。「一個螺絲鬆了」這種說法在此有全新的正面意含，對於慢性疼痛來說可能表示患者的社會心理螺絲需要「放鬆點」。但不管怎樣，都不能證明患者悲慘的疼痛歷程是從哪個時間點開始，重點在於找出正確的螺絲加以調整。疼痛可以暫時透過藥物麻痺，至少在藥物作用的時間內，因為慢性背痛患者需要靠外在環境來改變疼痛問題，只要讓心態保持正面，花時間正視自己的背部問題，就能走上

 疼痛指數

根據 0 到 10 的疼痛指數評估自己的疼痛程度。

　0. 一切都好，沒有感到疼痛。
　1. 疼痛對生活沒有造成影響。
　2. 我感到疼痛，但沒有因此受折磨。
　3. 有時會受到疼痛的干擾，但我會試著忽略它。
　4. 疼痛對我造成干擾，讓我整天都不舒服。
　5. 疼痛在某些層面使我的日常生活受到限制。
　6. 疼痛漸漸損害到日常生活。
　7. 疼痛嚴重限制了每日生活。
　8. 疼痛對生活造成的影響日益嚴重。
　9. 疼痛不斷折磨著我，讓生活不再有歡樂或品質可言。
10. 疼痛佔據了我的私人生活和工作時間，人生完完全全受到影響。

恢復健康的正確道路。

讓大腦保持活力

　　脊椎是身體的主要軸心器官，也是身體的主要電纜，負責向大腦傳送肌肉或肌腱發炎而產生的疼痛訊號。長期持續或反覆出現的背痛需要的不只是運動，還需要大腦的協助。任何一種療法都必須將心理視為觸發或強化疼痛的一種原因，就跟物理性磨損一樣重要。後續的章節也會提及，面對原因不明的慢性疼痛時，我們切勿忘記心理的影響。

　　背部肌肉不論多麼緊繃，都不是造成疼痛的原因，而是因為患者長時間讓身體承受單側或是過大的壓力，或是長期處於壓力過大的工作環境。神經系統也會處於緊繃的狀態，原因包括過度的情緒壓力，像是不滿、悲傷、擔憂、錯誤、寂寞、放棄、生氣、愧疚等，都可能導致身體緊繃，衝突、壓力、未能滿足的渴望也會造成同樣的問題。

不必要的折磨

　　我常常見證失敗的背部療程為患者帶來更多困擾，讓原本就因疼痛所苦的生活雪上加霜。我的慢性疼痛患者是一位 50 來歲的企業顧問，他因為強烈疼痛去看骨科醫生，接受電腦斷層掃描後，醫生診斷是腰部的椎間盤突出，建議開刀，所以他就同意了，可是術後狀況並沒有好轉。經過反覆檢查和掃描，醫生進一步診斷是有疤痕組織，建議再開一次刀去除硬化組織。這時這位顧問決定喊停，心中另有他念。他來找我時，表明他不想再動刀，但又實在疼得太厲害，覺得自己好像不開刀不行。我在看他的造影片時，發覺片子上的問題並不是造成強烈疼痛的原因，雖然這類手術常常會產生疤痕組織，但也不是所有疤痕都會導致疼痛。

疼痛公式

緊繃造成刺激→刺激造成發炎→發炎造成疼痛→
疼痛造成恐懼→恐懼造成壓力→壓力強化疼痛

探索深層原因

在談話的過程中，我可以感受到患者的緊張、焦慮和壓力。他之所以會這麼恐慌，是因為背痛已經影響到他的工作。他說：「如果開會的時間比較長，疼痛常常讓我愈來愈難以專心。但在諮詢的過程中，我總不可能在客戶面前站起來走動、伸展筋骨或躺在地上吧？太不專業了。所以即使一個小時後我已經痛得像身處地獄，還是得咬緊牙關忍耐。」因為疼痛已經嚴重影響到他的工作能力，患者擔心自己的身體狀況遲早會讓他無法工作。這種對自身存在的恐懼揮之不去，連只是和患者一同在診間的我都感受得到。

我看了一下他的病例，發現他還沒有接受過保守療法，所以我和同事決定先用注射藥物的方式來解決發炎問題。患者的強烈疼痛很快就消失了，當然也就不需要考慮再次手術。接著他開始學習所謂的多重模式療法，學著如何自行放鬆。在整個療程中，他學會了物理療法，更認識了許多心理治療法的相關知識，幫助自己適應疼痛。在找尋疼痛原因的過程中，患者了解到自己的生活型態與對自身存在恐懼也是使疼痛惡化的原因之一，和最初的身體問題相比，每天面臨的壓力才是真正的主要病因。3個星期後，患者 90% 左右的疼痛問題都已獲得解決，順利完成療程。

成功的療程

兩年後的今天，這位患者不再有疼痛問題，連性格都轉變許多，從原本的多慮、負面、憂愁不堪，變成擁有樂觀正面、冷靜平和靈魂的人。他每天會做一套簡單的練習活動來訓練自己的背，同時告訴自己：「如果我因為生活壓力就不練習，我的背很快就會出問題，我不能讓這事發生，因為我和我的背是關係緊密的好夥伴。」這位患者並不是單一的成功病例。背痛會在體內形成一股勢力，患者必須自己決定要用哪種態度面對它。是要覺得受挫、不抱任何治癒希望，還是要積極展開療程？不同的態度會影響到發炎部位的反應，是火上澆油呢？還是雪中送炭？

心理與疾病環環相扣

大多數深受不明原因或慢性背痛所苦的人，常常對於自己的症狀不抱任何希望，或是以消極心態面對，他們的心理狀態是背部療程成功與否的關鍵。心

患者最後表示：「我向來只想著努力保持正常生活，現在我會開始傾聽身體發出的訊號。」

發揮自己的影響力

增加演變成 慢性疼痛的機率	降低演變成 慢性疼痛的機率
不斷嘗試新的療法，但從來沒成功過	說明背痛的各種影響
放鬆姿勢與缺乏運動	目標明確的運動
不認真看待病人的醫生	了解狀況的病人
擔心持續背痛可能會有不良後果	相信有治癒的可能
病假證明	恢復正常的生活型態
長期服用藥物	先解決發炎問題，接著處理疼痛原因
不斷換醫生	找到一位足以信賴的醫生

理與疾病環環相扣，絕不能因為傳統治療計畫不熟悉這個領域，就把它當成是「最後手段」。

德國波鴻盧爾大學醫學心理學與社會學部門講師哈森賓教授（Prof. Dr. Monika Hasenbring）的新研究顯示，急性疼痛發生後兩個月內，就應該趁早確定會不會變成慢性問題，慢性背痛的風險因子便是其研究主題之一。她的研究團隊證明，超過 80% 的潛在慢性背痛患者都具有心理風險因子。

不僅是錯誤的外在姿勢，因負面經歷、精神壓力而產生的負面內在心態也會導致身體內部的持續緊繃，結果就演變成肌肉、肌腱發炎，進而導致疼痛。心理的緊張成為發炎的溫床，如同為發炎提供了源源不絕的電力。

許多早就認命的背痛患者第一次來到我的診間時，都會說：「醫生，我真的不想耽誤你的時間……」道歉是因為患者覺得自己原因不明的疼痛會耗掉我太多時間。問診後發現，這類患者都有如古希臘史詩《奧德塞》般冗長的疼痛史，至今沒有人能幫助他們。他們不僅無力對抗疼痛，還深受折磨，因為沒有人認真看待他們的問題。於是乎，疼痛的惡性循環就此展開。

只要花時間仔細檢查患者的詳盡病例，就能找出疼痛原因的重要跡象。我自己長年與背痛打交道的經驗是，只要自己開始研究病因，對背痛就會有一定

程度的幫助，而且不要受限在單一的組織性損傷，盡量多方了解或假設可能導致背痛的原因。你唯一不知道的應該只有如何採取行動改變現況。

直搗真正病因

運動可以強化自己的核心背部支撐肌肉，藥物則可以幫你對抗周邊的發炎，但兩者都不能解決情緒或持續緊繃所導致的病情惡化。疼痛持續愈久，症狀就會日益強烈，所以重點在於除了生理因素，也要釐清心理與社會相關風險因子，才能了解疼痛不斷出現的原因。實際上，腦袋與身體和脊椎與脊髓都有著密不可分的關係，但為什麼許多治療師只願意從機械性或結構性病因檢查、解釋背痛問題，完全沒考慮大腦呢？為什麼不在一開始就找出背部疾病的所有疼痛關聯呢？偏見只會讓治療變得更加困難。如果患者持續感到疼痛，但又找不出確切的組織性病因，這時就應全盤考量可能導致或強化症狀的其他風險因子。愈快速、愈仔細地找出原因，就愈能降低演變成慢性疼痛的風險。

保持正面心態！

許多背部疾病患者會擔心，自己被丟給精神科醫生是因為其他醫生在造影

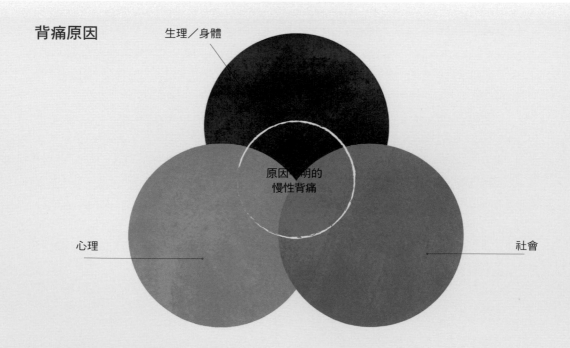

背痛原因
生理／身體
原因不明的
慢性背痛
心理
社會

片上找不到任何確切病因，但疼痛就是疼痛，不論結構性病因或原因不明都一樣。慢性背痛唯一的差別在於，疼痛在大腦中形成的過程。疼痛有可能變成了電影《背痛十萬里》，不斷在大腦中重複播放，主角就是你自己，但你可不僅僅是主角，還可以決定劇本與劇情的走向，並能運用不同的方式改變結局，像是在面對疼痛時想辦法不要正面衝突，看能不能從旁處理。換句話說，我們不是要刪除疼痛記憶，而是要積極改寫疼痛記憶。

病出必有因

我們常常在專業文獻中讀到，慢性疼痛是一種機能障礙，某種程度上沒有任何作用。雖然原本的傷害早已痊癒，但大腦的某個部分已受侵蝕，進而影響到患者的生活。但根據我們專家團隊的經驗顯示，慢性疼痛其實有其作用，目的是讓患者知道必須做出某些改變，不過這些改變不一定跟疼痛部位有關。

再三思量！

急性疼痛是身體受到干擾的警訊，慢性疼痛是因為疼痛感知發生變化，進而影響到身體內部的動態平衡。肌肉緊繃可能會引起疼痛症狀，這種疼痛不會自行消失，在這種情況下，因為患者不會呈現出任何組織性問題，所以單純只針對結構性問題治療的計畫不可能有效，患者與醫生都必須再三思量此點。除了組織性問題，還要將可能對疼痛產生影響的生理、心理與社會因素納入考量，也就是恩格爾醫生（George L. Engel）所說的「身心社因子」。這時就要換多重模式背部計畫上場了，因為其採取全方位療法，所以可以有效建立身體、心靈與生活環境彼此間的關聯。

3大影響因子

生理因子指的是身體結構層面的問題，例如單側的身體負擔或放鬆姿勢、肌肉緊繃和基因傾向。

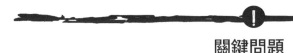

關鍵問題

長期受背痛所苦的人應該要問自己：生活中有沒有任何問題？我有沒有正確、適度地運動？工作時有沒有好幾個小時都維持著錯誤姿勢？精神上是不是持續感受到壓力？為了幫助自己的背，我能否改變生活模式？

兩種疼痛
經驗類型

心情沉重	心情放鬆
「我感到疼痛，所以不能…」	「我不妨試著…」
「我必須在家休息…」	「來做些背部運動，然後就能出門…」
「為什麼我要忍受這種折磨？」	「我一定會找出讓疼痛好轉的辦法。」
「如果疼痛不消失，我就會失去工作。」	「疼痛總是會停止的。」
造成疼痛的感受	**抑制疼痛的感受**
無助、意志消沉、失去希望、寂寞	耐心、平靜、有信心
暴燥、不滿、不耐煩	滿意、冷靜
消極	**積極**
保護姿勢與逃避行為、負面判斷、減少社交生活	意志堅定、汲取正面經驗

疼痛壓力	疼痛管理

心理因子包括心態、煩惱、恐懼，在看醫生的時候或過去的疼痛經驗中，抱有逃避心態、感到無助、誇大疼痛等情況。

社會因子指的是患者和其疾病相對於環境的關係，例如一直對生活感到不滿、長期請病假、或是無法工作等。

傾聽背的聲音

如果你能了解背傳來的訊號，就很有機會打破邪惡的疼痛循環。把自己的疼痛症狀當成背的請求，細心觀察，找出讓背承受壓力的不明病因。不幸的是，傳統治療方式常常忽略重新學習與減輕壓力的層面，所以疼痛才會不斷反覆發生，患者不論內外，都發展出相應的逃避行為。這時就像小狗追著自己的尾巴轉一樣，展開永無止盡的循環，因為患者的保護姿勢或心態常常會造成身體的額外緊繃或緊張，進而導致疼痛更加惡化。愈是逃避疼痛或過度專注於自己受到的折磨，情況就會愈演愈烈。

疼痛管理

德國馬堡大學的「打擊背痛專案」研究團隊，與心理治療師戈隆畢斯基醫生（Dr. Julia Glombiewski）合作，針對背痛患者的行為治療進行研究。研究目標是使患者克服對疼痛的恐懼，認識哪些是使自己生活受限的逃避行為是什麼，最後學習找回積極正面的人生。在《上赫塞報紙》（*Oberhessischen Zeitung*）有關馬堡大學的一個專訪中，戈隆畢斯基醫生表示：「大多數來看行為治療的患者，平均有十年左右的疼痛病史……在初次面談時，我們最常談論的就是患者的恐懼。患者常有許多錯誤的資訊，認為自己因為背痛的關係，很多事都不能做。」但這根本就是無稽之談。該研究的治療師負責帶領受試者從不同層面了解其自身的保護姿勢與心態，然後再一步步戒掉這些習慣。截至目前為止的成果是，在 10 至 15 小時的療程中，20 名受試者中有 18 名受試者成功緩解自身

全面進攻

如果你想戰勝自己的背痛，就不能只從神經系統的單一層面下手，那樣無法中斷疼痛的連鎖反應。全面進攻包括透過提升自我效能認識疼痛刺激的形成過程、運動，以及特定的藥物治療。相關細節都能從本書的詳盡說明中一一學到，接下來只要配合適當的專家團隊確實執行便可見效。

疼痛的惡性循環

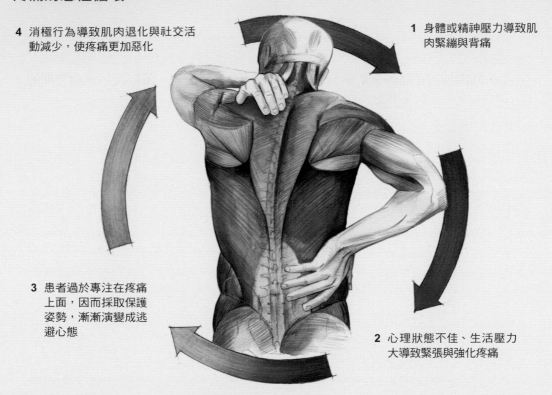

4 消極行為導致肌肉退化與社交活動減少，使疼痛更加惡化

1 身體或精神壓力導致肌肉緊繃與背痛

3 患者過於專注在疼痛上面，因而採取保護姿勢，漸漸演變成逃避心態

2 心理狀態不佳、生活壓力大導致緊張與強化疼痛

的疼痛，並建立起正面的心態。

向消極說不

要如何排除我們的恐懼與保護心態？要如何改寫疼痛記憶？要如何駕馭疼痛，重新掌握對生命的主控權？要如何培養出對背部有益的態度？核心關鍵就是：「向消極說不，向積極說好！」正面的積極心態能夠改寫疼痛記憶，讓自己放棄保護姿勢，並讓大腦不再啟動長期以來的負面經驗。為背部創造良好的新經驗，才能建立正面的新記憶，疼痛在大腦中留下的痕跡就會隨著時間慢慢消失。接著依照本書 Part 2 的練習單元，確實執行相關練習與活動，就能讓大腦相信，運動對背肯定會有幫助。我們的身體、心靈、神經系統並非獨立作業的個體，而是共同運轉的單位，所以我們要為自己的身心靈同時提供支持的力量，才能讓身體的各個部位同心協力、發揮作用。

如同我們要權衡生理與社會的壓力一樣，個人差異也必須納入考量。看到

這裡，讀者應該也明白跨領域的全面療法有多重要。受背痛所苦的人要多方下手，同時創造正面的全新經歷，才能有效改寫疼痛記憶。所以說，疼痛管理的要點就是根據患者受到的折磨，培養足以與之抗衡的力量。

適度抑制疼痛

如果想要從情緒層面改變疼痛感知，就必須適度抑制疼痛的感受。不妨試著在大腦創造愉快的感受吧！疼痛與愉快是兩種全然不同的情緒。這裡指得是逆轉學習法，也就是讓大腦忘記先前習得的經驗。最新的相關疼痛研究也顯示，抗憂鬱藥物有助於改善強烈的慢性疼痛症狀，這種藥物並不會改變人的性格，而是利用「快樂賀爾蒙」（血清素）的力量，來對抗痛苦、頑固的負面疼痛循環。

讓背保持心情愉快！

如果我們把背當敵人，就不可能成功管理疼痛。這是因為大腦會感受到我們的負面心態，因此產生疼痛感知，認定背是我們的敵人，會對身體造成威脅，所以大腦隨時都處於警戒狀態，同時又覺得自己的處境非常無助。長久下來，雖然背是身體的一部分，但對大腦來說卻是一大壓力！大腦在高壓的狀態下一直想找到解決辦法，但事實上卻是在和身體的支撐軸心不斷對抗。這時就換你上場了，終結這場沒有結果的衝突，好好和背做朋友吧！

尋求專業協助

有些人已經知道導致背部壓力的問題來源，但花了許多時間依然找不到解決辦法，有些人是承擔過大的精神壓力，完全不知道自己為何會如此疼痛。針對這類比較難以治療的個案，多重模式療法就會建議尋求專家協助，像是安排心理治療師會診。

最初開始研究自己症狀的深層原因時，患者可以選擇靠自己的力量或是依照別人的建議，不論是前者或後者，都是好事。但在找出原因的過程中，若是有專家的幫助，患者會比較輕鬆，進展通常也會比較快，因為患者可以根據自己的需求，選擇適當的方法，例如行為治療或是談話治療，有時教練訓練也十分實用。別再猶豫了，請盡量善用相關支援，讓生活盡快回歸正軌。

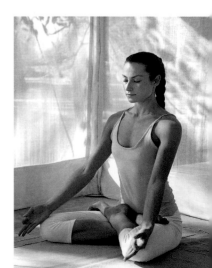

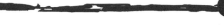

背痛管理策略

　　建立全新的思考模式與行為模式，以提升自己適應與戰勝疼痛的能力。如此一來，才能幫助大腦「重新學習」並改寫疼痛記憶：

- 了解疼痛：認識自己症狀的不同影響因子可以產生療效，因為擁有相關知識後，就能用不同的角度與解決方法來執行疼痛管理。在重新取得主控權後，就能清楚掌握自己身體與大腦發生的大小問題。

- 接受疼痛：決定性關鍵在於，要找出積極正面、以解決問題為目標的處理方式。只有真心接受自己的疼痛，才能開始改變當下的狀況。這不代表你一輩子都要忍受疼痛，絕對不是！而是要你把握每個機會，採取適當的做法，一步步改善因疼痛受影響的生活品質，同時也要一步步戒掉對背部不好的生活與行為模式，才能迎接真正的無痛生活。

- 轉移注意力：疼痛感知可能因為你的注意而被喚醒，也就是說，如果你太過專注於疼痛本身，會使疼痛更加強烈。所以盡量不要讓自己把專注力放在疼痛上面。不妨嘗試一些放鬆方法，像是自主訓練、冥想、生物回饋，告訴自己可以透過明確的方法來控制與戰勝疼痛（92 頁起）。

- 保持活力、積極正面：積極正面是對抗背痛的神奇良藥。積極正面不只是指身體，同時也包括心靈。慢性背痛是因為我們烙印在大腦的疼痛記憶而產生，只要遵照 113 頁起的行為治療練習，就能改寫大腦的疼痛記憶，因為正面的背部體驗會取代過去的負面體驗。

- 找出病因、做出改變：為了一勞永逸地解決背痛，一定要好好找出真正的病因。在疼痛管理的路上，我們還需要知道自己的壓力因子，例如生活環境不佳、壓力、不滿，是哪些原因一同導致症狀產生。如此一來便可讓自己承擔起責任，做出對背部更有幫助的改變。

最終目標

不論疼痛程度高低，從根本好好解決問題，重拾應有的生活品質。

馬利安・塞布拉博士

（DR. MARIAN CEBULLA）
心理學心理治療師暨疼痛心理治療師
巴特維塞溫喀私人診所與慕尼黑馬力安諾維奇診斷治療醫學中心
身心失調、心理治療與疼痛治療專科

心理治療師在多重模式疼痛療法中扮演什麼角色？

心理治療師可以協助患者了解使背痛持續不斷的原因。常見的原因如家庭或工作的問題、身體負擔、壓力、過度負擔、蠟燭兩頭燒等。有些人深受背痛所苦的原因是沒人可以講話，回家時身邊親密的人不是睡著了，就是只能煩惱柴米油鹽；有些人則是無法兼顧繁忙的工作與做不完的家事。事業與家庭兩頭燒，不論男女都深受其害，但女性的情況通常比較嚴重。

當然，背痛不一定都是因為身心失調，也可能單純是肌肉緊繃所致，但如果症狀長此以往，那就應該將心理因素納入考量，才不會發展出慢性疼痛。

再次鼓起勇氣

很多人對踏出第一步感到害怕，不敢承認可能是心理因素造成自身的疼痛，還是希望找出組織性問題，這樣才能速戰速決。會診的時候，我會鼓勵患者盡全力，讓烙印在疼痛感知中的背痛劃下句點，因為持續或不時出現的疼痛已經佔據了患者的生活，甚至決定了患者的行動。慢性背痛就像憂鬱症，患者開始退縮，不願再冒險，然後對話就陷入無限循環：「我沒辦法……、我不能……。」這類患者需要的是「成就感」，這種感覺對背也有所助益。

讓病因真相大白

為了深入了解患者疼痛的原因，可以詢問特定的「什麼」問題，才能了解患者的內心想法、誘導患者講出有幫助的答案、讓患者敞開心房。治療過程中可以問的問題是：「需要做什麼才能解決你的疼痛？」對許多人來說，這是第一次有人正面認可他們的疼痛，讓他們覺得自己有疼痛問題是正常的。

最為重要的一點是，治療師與患者間應建立起良好的關係，彼此應互敬互重、具有同理心、真誠、確實面對疼痛。我自己的經驗是，讓患者在放鬆、覺得自己被理解的情境中自由發言，通常 20 分鐘左右就能讓病因真相大白。

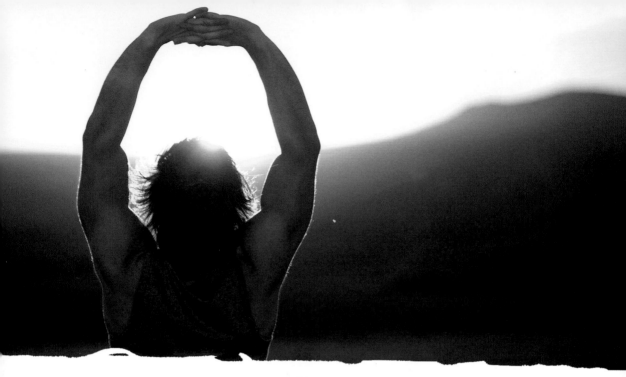

全方位的治療方法

經過前面幾個章節，
相信各位已經清楚單純的身體結構性問題與背痛之間的差異，
對背部相關疾病與其治療方式也有更加全面的認識。

藥物與運動是傳統上治療背痛常見的處方，主要是針對單一層面，也就是身體的生理機制著手治療。就像「每天吃一顆藥或訓練 10 分鐘，背痛從此遠離你」、「每天一顆藥或 10 分鐘的背部訓練，讓背再也不痛」等說法，誰不希望問題這麼簡單就能解決？但不幸的是，這種可以不用花太多心力或時間的說法，根本就是謬論。我發現，慢性背痛患者也抱持著同樣想法，覺得只要解決生理機制的問題，希望用最簡單的方式、盡快解決可能的發炎問題。但往往事與願違，從單一觀點看待疼痛、僅採取單一治療方式，不僅無效，甚至可能會造成更大的傷害，讓疼痛演變成慢性問題。

多管齊下

2013 年 7 月我接受了《現代心理學》（*Psychologie heute*）月刊的專訪，採訪主題是〈背部問題已成為流行病？德國日漸攀升的開刀趨勢〉。其中一個問題是，運動不足究竟是不是導致背痛案例增加的原因。我那時的回答是：「有可能」，但壓力變大、要解決各式各樣的工作與生活問題等，都可能導致身體長期承受壓力。我們在面對原因不明的背痛時，一定要將精神狀態納入考量。

大腦與身體：唇齒相依

脊椎是神經系統與身體各部位的連結中樞，所以想當然爾，影響大腦與心靈的，一定也會影響身體。壓力和緊張會導致肌肉張力增加，就跟運動不足或錯誤姿勢導致的結果一樣；緊繃接著會產生疼痛，隨著時間拉長，疼痛感知也會因此強化。上述的採訪刊出後，收到了一位讀者的來信，主旨是「背痛問題中被忽略的心理狀態」，其中批評道，醫生和心理治療師自己都沒辦法證實相關療法的效果，在治療過程中反而使患者的情況更為嚴重，因為他們「忽略」了減輕患者心理折磨的環節，讓患者陷在自己心裡的「疼痛地獄」中。

有鑑於醫療體系的現況，如同前述章節所談及的背部治療問題，我可以明白這位讀者的挫折感與擔憂，但他的反應也顯示出一個問題：患者常常因為太過心急，把兩個不同的主題搞混了。所以我要再次強調，身體結構和心理兩大調整螺絲是成功治療慢性背痛的關鍵，當然要雙管齊下才會有效。在治療過程中如果沒考慮到患者對自身疼痛的態度，以及解決不良生活條件的方法，就可能促成慢性疼痛。這也是為什麼我們要使用多重模式療法，如此一來才能有效幫助患者踏上治癒的正確道路。

多重模式的定義

「針對有慢性疼痛症狀的患者採取跨領域的多重模式疼痛療法，其特色包括同步進行、確實考量患者背景、按序治療、不同療法間與整體治療方法協調一致；過程中根據制定好的治療計畫，融合患者和治療師事前討論過的治療目標，進行各式各樣的身體練習、心理建設練習以及心理治療。」這是德國疼痛協會（Deutschen Schmerzgesellschaft）對多重模式治療的定義，意思就是治療時要同時考量到患者的持續症狀，以及患者個別的心理狀態和生活條件。要擺

**簡單來說，所謂的慢性背痛就是
疼痛本身「存活」的時間比造成疼痛的原因更久。**

脫長久以來的疼痛，就必須改變思維，唯有如此才能釐清疼痛成因與處理機制中，不同影響因子的複雜交互作用。

跨學科的療法

多重模式背部計畫是一種跨領域的全方位療法，結合不同的單一治療方式，有別於傳統、單方面的治療概念，也就是僅針對單一結構問題下手的治療方式。先前提過，NVL 也建議，不論接下來是要採取多重模式療法或進行復建，「患者在接受標準醫療照護後，疼痛如果持續 7 週以上，而且平日活動受限，就要確定是否存有導致慢性疼痛的風險因子」，而找出是否有風險因子就要依靠跨領域的專家團隊。

專家團隊攜手合作

如果家庭醫生希望採用某種療法，但患者選擇的物理治療師建議另一種療法，該怎麼辦？如果治療人員無法達成協議，相互衝突的建議讓患者不知所措，這樣怎麼會有幫助？就算有明確的診斷，患者還是只能絕望地換過一個又一個醫生，這樣怎麼會有效果？這樣當然不行！如果充滿了不確定性，患者的病情只會日益嚴重，時間一長，因為疼痛想放棄的心態就會更加強烈。

在跨領域療法中，不同的專家會針對各主要領域密切討論。多重模式團隊則是從一開始就密切合作、齊頭並進。以下是參與多重模式療法的關鍵人物與其相關任務介紹：

患者：團隊中最重要的成員，不僅僅因為他是生病的人。我要再三強調，經常性或持續背痛的人，一定要掌握自己的命運，好好釐清病症的根本原因，只有這樣才能採取正確的治療方式，徹底終結疼痛。患者自己如果不主動採取行動，其他人也無能為力。

什麼是「多重模式」？

因為背痛的身體與心理原因彼此間密不可分，所以治療概念必須兼顧各個面向，才能讓個別治療方法彼此完全協調一致、交互作用。所以說，「多重模式」的意義在於，同時間以不同的觀點觀察自己的每個症狀，還要考量所有相關的影響因子。多重模式背部計畫就是同時治療我們的身體與心靈。

家庭醫生：負責初步的照護工作，也是患者最初的聯絡窗口。初步治療 14 天後，如果患者的病情未見起色，家庭醫生就會將患者轉介給其他專科醫生。在多重模式背部計畫中，家庭醫生除了本身的治療工作，也扮演聯絡與協調窗口，與其他領域的專家合作，找出可能的其他資源需求。

骨科醫生：團隊中的教練，負責實際治療患者並於療程中提供建議，但切記，教練絕對不是偷偷向客戶販售服務的人。患者如果向合格外科醫生尋求協助，自己就必須知道，在原因不明的情況下，外科醫生肯定會建議開刀。然而，優秀的背部治療師會知悉不同的治療選擇，一一向患者說明；背部治療師在此扮演的是疼痛治療師的角色，負責解決背部發炎問題。跟救火一樣，我們要先滅火，接下來才考慮為什麼會失火，還有未來要怎麼避免同樣問題發生。

神經專科醫生：診斷背部問題的關鍵人物，負責檢查神經組織，以評估疾病的神經生理成因。神經專科醫生負責判定患者的疼痛是來自於主觀還是客觀因素；如果是主觀感受，醫生就只能提供其他建議，但若具有客觀因素，通常表示是某條神經受損。神經專科醫生如果證明神經已受損死亡，那手術介入便是合理選擇。如果不及時採取標靶治療法，就可能導致神經永久受損的話，醫生就要確實傳遞出這個訊息：「注意，這裡就是出問題的地方。」神經專科醫生也負責開立後續的抗憂鬱與抗痙攣藥物處方。

放射科醫生：負責提供相關造影技術，例如核磁共振造影或電腦斷層掃描，供診斷之用。造影或掃描片不一定會改變治療策略，因為診斷就像是一幅馬賽克畫，必須透過許多不同的發現才能拼湊出疾病的全貌。

心理治療師：首先會傾聽患者的需求，接著開始詢問相關的社會心理風險因子，最後則是找出導致背痛的生活壓力。在第一個治療階段時，心理治療師是協助參與診斷，負責評估疾病形成的社會心理相關因素，基本上是先進行精神狀態分析，了解患者的社會環境。在接下來的治療階段，心理治療師會探索、推敲出疼痛持續不斷的原因，接著再會同患者制訂疼痛管理策略。

運動分析師：負責針對身體姿勢的三維立體動態圖像進行連續動作的功能分析，接著再建立一組步態與姿勢分析。通常當患者的強烈疼痛不再對姿勢造成影響時，就會換運動分析師上場，之後如果有必要，也會請他確定患者的動作和姿勢是否有所改善。

物理治療師：負責檢查身體與肌肉，找出平衡失調的部位，像是左肩後肌太過

緊繃所以向下傾斜，但左肩又太過虛弱，沒辦法有效提供平衡力量。在急性疼痛階段，物理治療師可以針對疼痛療程中的伸展計畫提供協助，因為物理治療師知道哪裡才是可以幫助肌肉放鬆的正確觸發點，並能教導患者如何強化與伸展肌肉。除此之外，在完全擺脫疼痛的過程中，物理治療師還可教導背痛患者如何進行量身打造的運動療程。

其他治療師：可以視情況參與，透過不同的療法來減輕患者的心理或生理性緊繃狀態，像是骨療法、順勢療法、運動學、費斯奎登療法、針炙、中藥等。

3 階段復原過程

多重模式背部計畫同時結合患者本身的積極配合與不同專家的團隊合作，總共分為 3 個階段，在本書的練習部分會一一詳細介紹。

第 1 階段：迎戰急性疼痛

在多重模式背部計畫的第 1 階段（78 頁起），患者會透過標靶方式對抗發炎，以防演變成慢性問題。時間和疼痛性質是此階段的重點，因為治療背部需要的是耐心與毅力。醫生在這個階段就像是你的「背部戰士」，為你迎戰疼痛，並為背部量身打造目標明確的伸展計畫，讓其重新恢復活力。

第 2 階段：全面掌握疼痛

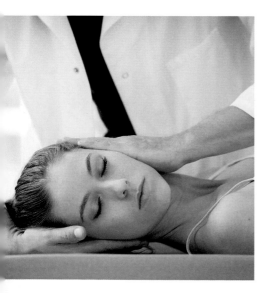

在此階段（128 頁起），你會發現許多造成疼痛的原因，準備好對這些原因全面宣戰。在大部分強烈的疼痛感消退後，就是著手找出疼痛原因的時候了。你選擇為自己提供助力的醫生，在這個階段就是你的「背部守護者」。

第 3 階段：永久擺脫疼痛

到了這個階段（150 頁起），重點在於從生活中的不同面向著手開始改變，才能永久揮別疼痛。整個計畫的宗旨在於，確實控制好眼前的疼痛後，患者自己便能獨立完成剩下的計畫步驟。最終目標是讓患者找到全新的生活與運動型態，如此一來便能大幅減低疼痛帶來的

折磨，進而有效提升生活品質。

門診與住院型疼痛中心

　　如果是嚴重的慢性背痛問題，接受住院疼痛療程確實會有很大幫助。有時生活中的壓力因素實在太大，患者需要脫離一陣子，才能找出、排除造成疼痛或使疼痛惡化的原因。要如何從一般療程轉至多重模式疼痛療法呢？首先醫生會提出轉診建議，接著確定保險事宜與費用，一般來說是 14 天的住院治療，有時會視情況延長。由於多重模式療法採用跨領域方法且所需時間較長，一開始看起來好像花費較高，但如同德國保險公司根據 2006 年至 2010 年理賠資料計算出的結果，多重模式療法遠比單一模式注射療法或開刀手術來得有效且便宜，相關費用在接下來的幾年會持續下降，因此更符合長期效益。相較於傳統治療方法通常只能達成短期的緩解效果，慢性背痛患者在多重模式疼痛療程的幫助下，通常能重拾生活品質，也可以避免失去工作能力。儘管如此，健保在分析被保險人後發現，只有 0.15% 的慢性背痛患者接受多重模式療法。保險公司即使知道傳統治療方式無法成功治癒慢性背痛，為什麼還願意讓這麼多醫生與診所持續使用這個治療選項呢？為什麼保險公司沒有扮演好被保險人的受託人角色，阻止這種無意義、甚至對健康有害的治療選擇呢？現在就是改變思維的時候了！我們身為其中利害關係的一份子，只有靠自己更深入了解多重模式的概念，才能帶來改變現況的力量。

多管齊下是成功的關鍵

　　多重模式即是以跨領域合作為基礎的多元治療方法，是使背部恢復健康的重要成功因素。這個計畫在面對背痛時，從身心社的全面觀點著手，涵蓋以下要素：

- 疼痛研究的最新發現，為患者提供新知。
- 專為肌肉骨骼系統制定、目標明確的練習計畫。
- 在找出背痛原因時提供相關指示（自我檢測、練習、問題單元），同時顧及結構性與心理性層面。
- 進行心理訓練，以建立疼痛管理策略，戒掉會對背部造成負擔的姿勢與生活型態。
- 提供疼痛管理的相關資訊與訣竅。

有所助益的療法才是好方法

可惜的是，很多德國醫生在治療原因不明的急性或慢性背痛時，都沒有明確的概念。首先要知道的是，疼痛治療並不是一項專業頭銜，而是一種附加資格，扮演專業領域中的輔助角色。再者，許多醫生並沒有建立起跨領域架構，所以無法讓患者透過多重模式療法，與其他領域的專家交流、合作。加上前面提到的醫療體系計費方式，更是使情況難以改變。

請記得，我提及這些資訊，並不是為了妖魔化傳統背部治療方式或背部訓練，而是希望深受背痛所苦的患者能對各種可能的背痛成因更加敏銳。運動計畫是很合理的療法，也是患者最常覺得有幫助的治療，但這個療法並不適合所有患者。面對慢性背部疾病時，千萬不能忽略心理影響因子。有所助益的療法就是好方法，沒幫助的療法肯定不是好方法，但究竟有沒有幫助，只能靠患者自己判斷，因為最終的目標是停止疼痛，最重要的事情則是不再復發。

重拾生活品質

本書要告訴大家如何在背部自癒過程中，盡好自己的責任，因為沒有你、沒有你的堅持，是不可能讓背痛劃下句點、重新恢復健康。多重模式背部計畫為各位提出不同層面的看法，助你重拾生活品質。最重要的關鍵就是：「你要積

我們的努力一定會帶來改變，甚至能讓醫療體系開始三思。

疼痛中心

十年來，疼痛中心的數量快速攀升。一方面來說，這是件好事，表示大家漸漸明白，背部問題的不同成因需要現代的治療方式。許多背部中心都開始提供疼痛治療，主是要為了因應患者的需求，這些患者很幸運，因為他們可以取得更多的資訊，也有人跟他們解釋不同的治療方法。

但從另一方面來看，我們還是要能夠區別其中的良莠不齊。疼痛中心最常受到批評的點就是，他們同時提供疼痛療法與開刀手術，但這兩者並非適當的組合，就像我們不會在素食餐廳中點牛排一樣。這類疼痛中心提供的並非全方位療法，而是掛羊頭買狗肉，用疼痛療法掩蓋從注射到開刀的一條龍作業，跟多重模式疼痛療法一點邊也沾不上。

極參與！」從現在開始每天為自己的背盡點心力。

非你不可

如果你擔心自己的背究竟還能不能恢復健康，不妨多加留心以下幾個重點：

- 為自己找一個自己信任的好醫生，讓他在整個過程中協助你的身體恢復健康。
- 不要考慮放長期的病假，盡早回歸正常的生活。
- 讓身體開始活動，也要試著改變思考與生活模式。
- 自己或在專家的幫助下，釐清可以從哪些方面著手找出背痛的原因。
- 排除可能對背部不利的狀況與生活習慣。

馬上行動！

同時你也要知道，坐而言不如起而行，馬上開始調整身體與心理的螺絲，遠比動手術來得輕鬆，畢竟手術的成功率只有 60%。接下來會詳細介紹多重模式療法中的不同治療方式，如果在這個過程中你覺得疼痛有所緩解、身體再度感到舒暢、甚至重拾生活的樂趣，那麼當下所用的方式肯定是最適合的方式，一定要好好謹記在心。

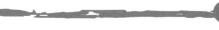

成功的祕訣

- **持之以恆、堅持不懈！** 在治療的過程中，症狀常常時好時壞，這是很正常的。必須持之以恆、堅持不懈，才能收獲「為背部付出努力」的果實。
- **團結力量大！** 找一個同樣受背痛所苦、決心要一次永遠擺脫疼痛的戰友，你們要站在同一陣線，低潮時為彼此加油打氣，取得進展時一同慶祝。
- **全員出動！** 邀請家人與好朋友一起加入多重模式計畫，他們除了在你感到脆弱時可以為你加油打氣，還能在你完成治療流程中的階段性目標時為你慶祝。
- **維持正常生活！** 保護姿勢和病假都可能助長慢性疼痛的形成，所以一定要盡可能地維持正常的生活運作。

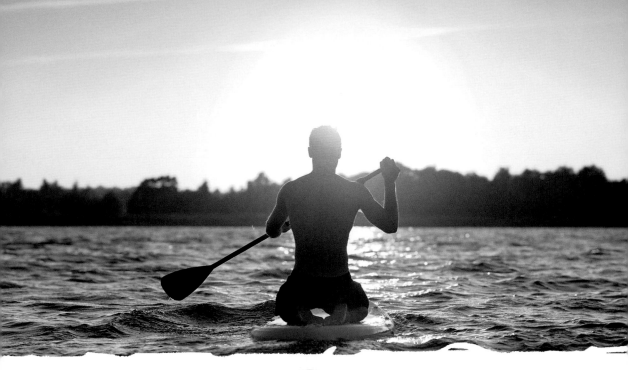

治療即自療

凱莉拉・舒畢克（Kyrilla Spiecker）的名言：
「在疼痛的茫茫大海之中，有的人溺斃其中，有的人學會了游泳。」
所以重點是「學會游泳」。

凱莉拉・舒畢克是 20 世紀後半期的醫生和聖本篤會的修女。本章引用這句話當開場白，用比較詩意的方式帶出多重模式背部計畫的核心概念：「學習與游泳」，也就是自主負責、積極活動的概念。患者才是多重模式背部計畫的主要角色，只有靠自己努力擺動身體，才能好好地浮在水面上。《背痛十萬里》是在你腦中不斷播放的疼痛電影，只有身為編劇兼導演的你可以徹底翻轉劇情走向。你面對疼痛的方式，也就是自己角色的正面、投入程度，決定了故事最後能否有快樂結局。只要從現在開始為自己創造正面經驗，就不會再形成任何

從認識累積知識。
從知識進展到嘗試。
從嘗試邁向痊癒。

疼痛記憶，如此一來不僅不會強化、甚至可以改寫現存的疼痛記憶。如果希望計畫發揮效用，關鍵在於一定要確實、全面地認識身心在疼痛感知與形成的複雜交互作用，唯有如此才能發掘疼痛的成因，進而避免或解決慢性背痛。

當背的主人

你是治療的關鍵，少了你的參與治療就不可能成功，所以多重模式背部計畫也可以解釋成教導你如何自助。根據不同領域專家提供的專業建議，便可自行找出哪些是導致疼痛的影響因素，然後立即採取行動。你的態度是關鍵，要當背的主人、決心要恢復健康，不要讓人生在候診室虛度；你要決定什麼是對自己有益的事，以及要付出什麼程度的努力。相信自己，一定要盡最大的努力，永永遠遠地擺脫疼痛。

醫生是背痛的好戰友

多重模式療法在第 1 階段要靠專家來解決發炎問題，接下來就要透過各個領域的觀點，找出影響疼痛問題的因素，取得所有蛛絲馬跡。在多重模式背部計畫中的每個階段，你都可以獲得外部的幫助，最理想的情況是有一位醫護相關的協調窗口，可以和他討論、交換意見。在我們的門診療程會談中，專家團隊會和患者一起制定與討論療程計畫，你也可以和自己的家庭醫生、骨科醫生或疼痛心理治療師用這種方式進行討論，因為你花了許多時間和這些醫護人員相處，他們應該是最了解你的人。接下來就全看你和自己的感受而定，不要害

 自我反省

花些時間想想以下的問題，敞開心胸，誠實回答是或不是：
你準備好要使用多重模式背部計畫對抗自己的背痛了嗎？

　　　　　　　□是　　　　　　　　□否

勾選了「是」嗎？太好了，請馬上繼續讀下去，然後立即行動。
勾選了「否」嗎？或許可以再問問自己，你覺得背痛很惱人嗎？有讓你困擾到願意下定決心、採取一切必要手段，一勞永逸地解決背痛嗎？千萬不要再猶豫，要達成目標就要全心投入。

怕向信任的人尋求協助，讓治療你的醫生成為最佳同盟。只有你能夠克服對疼痛感到絕望的恐懼，一步步排除所有對背部不利的影響因子。只要保持正面的態度與決心，醫生就能以其對不同病因的認識，為你提供協助。醫生就像交通警察，能幫你安穩度過疼痛階段，並在整個自癒過程中提供指引。

最重要的診斷方式

　　不論是過度治療、太慢治療、接受錯誤治療，都必須從零開始，因為在確診為慢性疼痛前，一定要先找出正確的根本病因。也就是說，必須是在患者接受了一致、有效的療程後，才能確定患者的問題是否屬於慢性疼痛。為了要檢查所有相關因素，建議醫生採取下列步驟：

選醫生的10大重點

哪裡可以找到一流的專家？我的經驗是不要去慢性門診，而是要去家庭診所、骨科或是心理治療科。選擇醫生的方式如下：

1. 重點是要取得全方位的疼痛治療，醫生不應該只有單一領域的經驗。在治療開始前，不妨多看看自己中意人選的網頁、相關手冊，或是直接向醫生提問。
2. 醫生應該要花時間和你談話、仔細檢查，才能取得足以提供診斷的有效資訊。
3. 醫生要以全方位的觀點檢視你的症狀，不能僅根據成影技術。
4. 醫生清楚知道，背痛的成因可能不只一種。
5. 根據你提供的資訊，醫生可以推敲出所有的影響因子。
6. 醫生確實遵循和你討論的治療概念，重點是你和醫生對此概念同樣有信心。
7. 醫生會根據你的需求調整治療方式，不會讓你覺得自己被迫參與一個又一個的療程，但卻對自己在做什麼毫無頭緒或心存懷疑。
8. 醫生知道背部的強大自癒力，也知道 90% 的背痛會自行消退。
9. 醫生會用最符合你需求的特定方式提供治療。
10. 醫生擁有足夠的專業人脈，可以用於為你的背痛找尋原因，或是在會診、治療時提供意見。

會談：醫生可以在會談中和患者建立起信任關係，更重要的是，如果遇到頑強的疼痛病例，會談可以幫助醫生找出難以發現的深層原因。與患者對話的目的不應該僅是找出身體結構上的原因，也要針對社會心理影響因子下手。良好的背部治療不能抱持著非黑即白的想法，會談就像是把一片片的馬賽克磚，也就是不同的資訊、檢查、成影技術，拼成一幅完整的圖。

身體檢查：在首次會談後，接下來是身體檢查，包括一般檢查、掃描、功能檢查。醫生在檢查中會確認患者的身體姿勢、脊椎狀況、四肢，以及評估患者的步態。同時也會用觸診方式確認脊椎與肌肉的狀況、反射神經，以及皮膚敏感度。此外，醫生一定要記得檢查四肢的關節，特別是肩膀與髖關節。

成影技術：包括讓醫生可以看見身體內部狀況的任何技術，且成像材質至少要能維持半年。如果是新出現的症狀或症狀發生變化，就需要新的造影片。

超音波：不會造成疼痛、對身體也無害的影像技術。醫生透過超音波技術可以清楚看見背部的問題，甚至是軟組織的變化，像是發炎、肌肉附著處的刺激、關節、組織增生或水腫。

X 光片：如同前面章節所述，X 光片對退化性背部問題的診斷並沒有幫助，因為 X 光片上只看得到骨折等骨頭損傷，或是脊柱側凸等骨頭錯位問題，無法顯示椎間盤等軟組織或是造成疼痛的發炎問題。但如果是脊椎滑脫或不穩，X 光片就能發揮很大功效，因為可以針對功能性造影結果進一步確定不穩定的部位。

電腦斷層掃瞄（CT）：成像遠比 X 光片清楚。這種技術透過 X 射線旋轉照射人體，取得多層的個別影像，再透過電腦堆疊技術，呈現出特定身體部位的清楚影像。在成像中，骨頭是白的，空氣是黑的，所以醫生可以根據灰階的顏色深度來判斷出不同的組織類型。以脊椎來說，年長患者的診斷重點是骨性狹窄問題。除了用於診斷外，CT 也會用於侵入性疼痛治療，以找出精確的注射點或穿刺點。

核磁共振造影（MRT）：因為不像 CT 一樣使用 X 射線，所以也是不會對人體造成傷害的成影技術。進行檢查的時候，患者會躺在可移動的輪床上，接著被推進管狀的大型磁鐵裝置中，整個過程大約會持續 20 至 40 分鐘。有些人會覺得照 MRT 的時候不太舒服，通常是因為管狀的空間和磁鐵發出的噪音所導致，只要帶上耳塞就會好很多。這項檢查是脊椎出問題時的首選，因為可以清楚呈現軟組織，特別是神經的部位。

化驗檢查：如果懷疑是感染、關節炎症狀或骨質疏鬆，就需要進行血液或尿液檢查，以評估脊椎的情況。化驗結果可以告訴我們有關骨骼新陳代謝、骨骼中的血液組成、骨關節炎的相關資訊，例如痛風也可能發生在脊椎，甚至是極罕見的脊椎腫瘤。

功能分析：功能分析可以找出平衡失調或磨損等問題。常見的功能性症狀原因包括骨盆傾斜、關節阻塞（薦髂關節機能失調）、長短腳。透過步態圖或是跑姿錄影，就能從不同角度仔細檢查患者的姿勢，找出影響到肌肉骨骼的不當壓力來源。全脊椎四維測量，又稱「影像光柵攝影」（VRS），可以呈現四維影像，檢查有無形狀改變或錯誤姿勢的問題，而且不會受到任何輻射傷害。

神經檢查：是為了確定神經系統是否受到影響，特別是在脊髓和神經根的部位。一般來說，如果受影響的範圍包括多個椎骨，會先檢查受傷的部位。理想

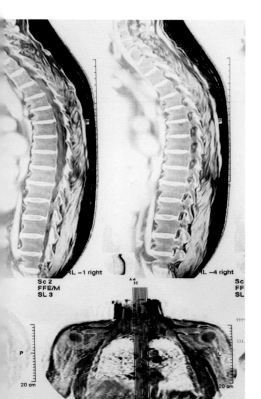

上，神經科的診斷發現會和 MRT 的發現相呼應，但如果沒有，神經檢查的結果應優先於 MRT，接著可以透過神經生理學檢查進一步確認。像是「肌電圖檢查」（EMG）可以確定急性或慢性的去神經干擾；「體感覺誘發電位檢查」（SSEP）可以確認神經傳導途徑中的細微干擾；「眼振電圖檢查」（ENG）可以排除四肢的周邊神經受損問題。檢查的重要性在於能協助決定是要選擇保守療法或手術，選擇後者的情況通常是嚴重的運動摔傷，或是因為神經系統導致的排尿障礙。

確認身心狀況：如果找不到明確的疼痛發生原因，也不符合任何組織性問題的症狀，就應該試著從第二個調整螺絲「心理」下手，包括可能觸發或強化症狀的內部心態、社會心理因子，或是疼痛記憶。主治醫生應該檢查有是否有可能是社會心理影響因素導致疼痛，如果是就要請心理治療師協助治療。

相信治療會成功

身為骨科醫生，我的工作表現無法透過一個客觀的標準來衡量，不像其他領域的醫生，或許可以靠觸診或化驗數據發現胸部的腫塊。我的工作幾乎都是繞著疼痛打轉，而疼痛是非常主觀的經驗。

這也為什麼患者的態度，決定了治療成功的可能性。治療過程中需要的不外乎是資訊、信心和正面態度。擔心自己最後只能靠輪椅度日，或是相信自己的症狀沒有實質傷害而且可以治癒，兩者的心態會帶來極為不同的結果，也就是說，你是對背部計畫信心滿滿，還是覺得終究會以失敗收場。

信心戰勝一切

在背部治療中，這句話應該要成為每位患者的座右銘。在德國哥廷根大學的研究中，研究人員將疼痛患者分為兩組，且兩組患者在依疼痛量表 1（輕微疼痛）到 10（嚴重疼痛）選擇自己的疼痛程度時，全都選擇 6 以上；一組患者有施予止痛藥，並告訴他們問題不靠開刀無法解決，對另一組患者則說，他們的問題不過是椎間盤突出，不是什麼嚴重的疾病，所以不需要止痛藥，疼痛在 12 週內就會自行消失，接著要求兩組患者在疾病週期中記錄自己的疼痛狀況。

研究結果相信各位心裡也都有底了，在兩組背痛患者中，對診斷結果懷抱信心的那組，疼痛減輕的幅度遠大於獲得負面評估的另一組，即使這組患者持續服用止痛藥。

安慰劑的效果

科學家將之稱為「安慰劑效應」（placebo effect），已經經過眾多研究實驗證實，也就是說，你的態度和期望具有很大的力量，可以強化、也可能抵消治療與藥物的效果。為什麼會這樣？因為充滿希望的態度會讓大腦釋放出讓身體愉悅的荷爾蒙，進而啟動身體的疼痛抑制系統。相信治療會成功的信念也會在大腦中產生作用，讓身體自然的疼痛抑制系統做好準備；反之，懷疑則會啟動大腦中負面疼痛處理的區塊。

醫生的信念是什麼？

醫生對疾病的看法，對患者的治癒過程有很大的影響，如果醫生能夠詳細、有信心地向患者說明病情，治療就能有良好的開始。研究顯示，治療成

功與否，取決於負責治療的醫生是否相信自己能幫助患者。但在我問診的經驗中，常常聽到患者經歷過許多可怕的診斷說明，像是「你的脊椎已經沒救了」、「脊椎這樣可能不能生小孩了」、「如果不馬上採取行動，你遲早要坐上輪椅」。這些說法絕對沒有正面幫助，治療醫師如果這樣說話，那其實也沒有開始治療的必要了，因為他自己也不相信自己能協助你改善疼痛問題。

自我檢測：
你怎麼看待自己的治癒機率？

在符合自己情況的陳述方格中打勾：

□ A 我可以也願意盡力改善自己的疼痛問題。
□ B 我堅信自己的疼痛會痊癒。
□ C 我懷疑自己是否有痊癒的可能。
□ D 我不相信自己能為背痛治療提供什麼貢獻。
□ E 我想我不希望開刀。
□ F 我擔心我的背再也不會好起來了。

● 你的答案

A 或 B：恭喜你！你展現出強烈的自我效能，也就是說你已經準備好為自己的疼痛感知帶來正面影響，請繼續保持下去，同時與其他人分享自己的知識與正面態度。

C 或 D：對你有益的方法是，找醫生好好詢問自己目前的情況，掃除心裡的所有疑問，準備好全心投入疼痛管理，開始為自己的背負起責任！

E 或 F：如果是這種態度，你會很驚訝地發現，只要願意開始為自己的病症帶來正面影響，其實你根本不需要任何開刀手術。請再給自己的背一次機會！

醫生的方向要正確

最怕聽到醫生說：「現在我們先試試 3 週的保守療程，之後看情況如何。」這表示醫生自己對如何治療也沒有概念。漠不關心就跟負面預期一樣，一開始就註定失敗。醫生如果在說明病情時讓患者留下可怕的印象，很有可能就是患者背痛沒有好轉的原因。經證實，可怕的情景會讓患者恐懼，而恐懼則會加劇疼痛；如果患者認為醫生沒有認真看待自己受到的折磨，而是直接把自己丟給精神科的話，也會導致疼痛惡化。沒有確實的診斷也會有同樣效果，因為找不出組織性問題，患者就會忍不住胡思亂想，想自己會不會長了腫瘤？有沒有可能是惡性的？這類想法對痊癒一點幫助都沒有。事實上，脊椎腫瘤極為罕見，在我的診所中，每 1,500 位患者的病例不到一個。

如果你無論如何都不想接受開刀手術，也希望採取其他的療法，但醫生卻不這麼想，那成功治癒的可能性通常也不會太高。為什麼？因為從他對你建議的態度就很明顯地表示，他根本不相信這個治療方式。

如果你不想開刀，但醫生一直建議你接受手術，
差不多是時候換醫生了。

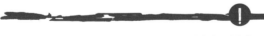

鼓起勇氣！

或許你現在還困在暗不見天的地洞中，不知道該何去何從，只有嚴重影響到生活品質的疼痛與你相伴。雖然已經試過很多方法，但至今為止還是找不到終止惡性循環的方式。我知道要相信治療會成功並不容易，但還是希望你捲起衣袖，努力治療自己的背。反正都已經待在谷底這麼久了，再怎麼樣總是會好轉吧。如果還是不相信 90% 的背部疾病只要透過改善生活就會好轉，那我就不用花時間和同事一起開發這個專業的多重模式計畫，也不用寫這本書來好好解釋了。

建立務實的期望

　　成功的背部療程對不同的患者而言有不同的定義，但最終目標都是要恢復患者的生活品質與健康。世界衛生組織對健康的定義是：「在身體、精神與社會方面處於完全安康的狀態，不僅僅是沒有疾病或缺陷。」這個定義在過去時常受到批評，因為標準過高，內容也不夠明確。但在我們考量到背痛形成整體影響因子的背部計畫中，這樣的定義卻剛好正中紅心。

　　治癒的概念就跟人一樣有百百種，對有些椎間盤突出的患者來說，能夠再次從事自己喜愛的運動就是痊癒，對有些人來說，只要讓他在辦公桌前專心工作幾個小時、不受疼痛干擾就好，更有些人只希望晚上能放鬆睡個覺，或是減輕疼痛，讓自己能夠獨立完成家事就好。

實際可行的目標

　　第一次感受到急性背痛時，你會去看醫生，發炎解決後就不會疼痛了，這個階段的治癒機率很大。但接下來疼痛又復發，加上沒有解決疼痛的成因，身體的疼痛感知開始發生轉變。背痛持續的時間愈長，大腦儲存的強烈疼痛記憶就愈多，完全沒有疼痛感的短暫時光對患者來說宛若置身天堂。有些製藥公司的廣告會說，他們的藥吃了以後可以很快發揮作用，讓你馬上不再疼痛，但其實他們根本不在乎患者心裡真正的期望。

治療目標

如果是慢性疼痛或快要變成慢性疼痛，可以考慮下列的治療目標：
- 使用一定劑量的止痛藥
- 大幅延長無痛階段
- 加強面對疼痛的方式
- 減少止痛藥的使用
- 提升活動能力
- 改善生活品質
- 逐步減少疼痛
- 避免疼痛的形成
- 找出並改善造成疼痛的真正原因

不要奢望奇蹟

完全擺脫疼痛是多重模式背部計畫的最大目標，朝目標邁進的路上，還需要一些階段性目標，讓參與者更有動力。就像賽車賽道，其中有很多道關卡，必須一道道完成才能順利邁向終點。要想找出、解決原因不明或慢性的背痛，就必須好好迎戰每道關卡。這也是為什麼在多重模式計畫中不會看到明確的時間表，因為每個人的症狀都不一樣，所以不可能向患者承諾何時會恢復健康。但你可以相信，只要自己積極參與計畫的每個階段，在不遠的將來，自己的身體、精神、社會狀態都會有所提升。

你的目標是什麼？

設定務實的目標，讓自己不論在任何情況下都能達成！對自己的治療計畫或醫生有太過不切實際的期望，只會讓治療無法完全成功、甚至是造成阻礙，因為你會發現，期望過高就容易失望，負面信念並不會幫助你戰勝高山。

進行調整時不要偏離目標太遠，專心完成多重模式背部計畫目前的階段性目標。如果是年輕的椎間盤患者，目標就是盡快擺脫疼痛，但如果是長年或已經開刀3次的背痛患者，就不可能要求他們快速通過每個階段；同樣，經年累月烙印在腦中的疼痛記憶，也不可能在幾週內改寫，如果只想著趕快痊癒，只會帶來失望而已！

背痛持續的時間愈長，設定期望時就要愈明確。有些人的生活品質因為多年的背痛而大幅下滑，計畫開始沒多久疼痛程度就減少了 10%，而且對健康沒有任何風險，是不是很棒？如果你問建議手術的醫生，開刀對你有多少幫助，他可能沒辦法給明確的答案，甚至會說開刀無效的風險也不是沒有，還可能使疼痛的成因更加惡化。最後我還是要奉勸大家，不要對醫生的治療能力抱有太高期望，因為醫生只是協助你痊癒的人，並不是萬能的神。

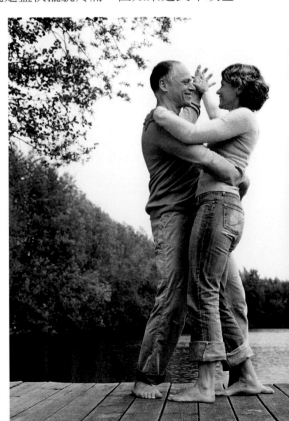

自我檢測：
背痛對生活品質造成什麼影響？

　　想想自己在生活中的哪些面向無法積極參與活動？受到何種程度的限制？請在下方每一段的空白欄位中填入適當數字，0 是完全沒問題，100 是問題非常嚴重，並在下方以關鍵字註明是受到什麼限制。

家庭：＿＿＿＿ ％

為什麼：＿＿＿＿＿＿＿＿＿＿＿＿＿＿＿＿＿＿＿＿＿＿＿＿

＿＿＿＿＿＿＿＿＿＿＿＿＿＿＿＿＿＿＿＿＿＿＿＿＿＿＿＿

＿＿＿＿＿＿＿＿＿＿＿＿＿＿＿＿＿＿＿＿＿＿＿＿＿＿＿＿

伴侶關係／性生活：＿＿＿／＿＿＿ ％

為什麼：＿＿＿＿＿＿＿＿＿＿＿＿＿＿＿＿＿＿＿＿＿＿＿＿

＿＿＿＿＿＿＿＿＿＿＿＿＿＿＿＿＿＿＿＿＿＿＿＿＿＿＿＿

＿＿＿＿＿＿＿＿＿＿＿＿＿＿＿＿＿＿＿＿＿＿＿＿＿＿＿＿

工作／職涯：＿＿＿／＿＿ ％

為什麼：＿＿＿＿＿＿＿＿＿＿＿＿＿＿＿＿＿＿＿＿＿＿＿＿

＿＿＿＿＿＿＿＿＿＿＿＿＿＿＿＿＿＿＿＿＿＿＿＿＿＿＿＿

＿＿＿＿＿＿＿＿＿＿＿＿＿＿＿＿＿＿＿＿＿＿＿＿＿＿＿＿

社交生活／友誼：＿＿＿＿＿／＿＿ ％

為什麼：＿＿＿＿＿＿＿＿＿＿＿＿＿＿＿＿＿＿＿＿＿＿＿＿

＿＿＿＿＿＿＿＿＿＿＿＿＿＿＿＿＿＿＿＿＿＿＿＿＿＿＿＿

＿＿＿＿＿＿＿＿＿＿＿＿＿＿＿＿＿＿＿＿＿＿＿＿＿＿＿＿

自我實現／個人發展／興趣：＿＿＿＿＿＿／＿＿＿＿／＿＿＿＿ ％

為什麼：＿＿＿＿＿＿＿＿＿＿＿＿＿＿＿＿＿＿＿＿＿＿＿＿

＿＿＿＿＿＿＿＿＿＿＿＿＿＿＿＿＿＿＿＿＿＿＿＿＿＿＿＿

＿＿＿＿＿＿＿＿＿＿＿＿＿＿＿＿＿＿＿＿＿＿＿＿＿＿＿＿

自我效能

相較於過度的期望，更重要的是鼓勵患者相信自我效能，專注在服用止痛藥後沒有感受到疼痛的階段，就能成功達成目標。第一個目標就是想辦法延長無痛的階段，有意識地享受不再受背痛困擾的時光。長年受背痛所苦的人，只要疼痛稍有緩解或短暫消失，馬上就會覺得舒服多了。就是這種正面感受，讓大腦開始拋棄疼痛記憶，所以請在背部自癒的過程中一步步給予正面感受。

開始寫背部專用日記

因為每個人的疼痛感受都不一樣，所以治療方式也一定要量身打造。透過背部日記記錄下自己的觀察，是多重模式背部計畫中很重要的一環。因為書寫會加強對經驗的感受與認識，所以可以強化治療流程的效力。

在寫日記的過程中，你要仔細觀察、記錄自己的疼痛行為，有效認識各種造成背痛的影響因子。本書的練習、檢測、問題都可以當作輔助工作，每天盡可能仔細地觀察自己，記錄任何值得注意的事。不管是用筆記本或文件夾都可以，重點是在多重模式背部計畫的整個期間，讓日記隨時陪伴著你。

蛛絲馬跡都不放過

從現在開始，你要扮演偵探的角色，仔細思索連我們的醫療體系都找不出來的潛在背痛原因。盡量開誠佈公、誠實面對自己，這麼做絕對會有回報，因為在不久的將來，你一定能成功戰勝背痛。盡可能保持真誠、開放的態度寫下自己的背部日記，之後就能應用在不同面向的治療。

觀察、分析自己：每天確實記錄下自己的感受，透過這樣的方式，就能清楚呈現自己疼痛的時間，以及在哪些狀況下疼痛會惡化。只要反覆查看這些記錄，就能找出是哪些壓力對背造成負面影響。你或許在有意識或無意識中，發展出了減輕疼痛的策略，但有些策略真的有效，有些策略卻反而對背部不利，因為

你現在需要什麼？

實際可行的治療目標關鍵在於為自己負責，由你決定自己希望且能夠達成的目標。在設定合理的治療與階段目標時，可以想想自己的需求，現在需要什麼才能改善情況？這是你應該常常問自己的問題。

逃避行為會強化疼痛記憶。找出自己在感到疼痛時的所有反應，就能確認哪些方法對背部有害，然後再一步步排除。

自我練習：在自己的背部日記中記錄執行本書測試、問題集與練習的情況，並遵循自己的發展階段。

行為記錄：記錄下自己在做運動計畫練習單元（113頁與155頁起）時的情況，可參考 80 頁的疼痛與止痛藥服用記錄摘要，才能清楚掌握整個復原流程的進展。

鼓勵自己：記得自己的正面經驗與認識，在狀況不好的時候，重新溫習自己健康狀況好轉時的正面話語，然後就會覺得自己還想變得更好，進而增強對自己的信心與自我效能。

認識自己：書寫可以幫助你更加留心自己的表現，協助自己反思，更能鼓勵自己行動。白紙黑字記錄自己背痛及吃止痛藥的頻率，可以激勵自己努力徹底擺脫疼痛。

找到平衡：每個月透過下列問題為自己的自癒活動做摘要：

- 生活品質在哪些方面有改善？
- 哪些成功最讓你感到開心？
- 發現了哪些讓自己快樂的事？
- 降低了哪些壓力因素？
- 對自己和背部獲得了哪些認識？
- 對多重模式背部計畫的安排滿意嗎？
- 還有哪裡可以做得更好？
- 接下來想要達成什麼目標？

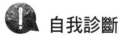 **自我診斷**

檢查自己對背部計畫的期望是什麼，請在背部日記中回答下列的問題：

- 在計畫開始前，自己的身體、心理與社會健康程度為何？
- 要有哪些治療成果才能好好生活？回復到什麼時候的生活品質你才會滿意？
- 你現在需要什麼才能恢復健康？

在自己的背部日記中寫下對多重模式背部計畫的所有期望，然後一步步檢查哪些期望是實際可行的、哪些是不實際的？在合理的期望旁打勾，不合理的打叉。

背部契約

　　你是背部治癒過程中的重要夥伴，所以要成為自己可靠的靠山。在一切恢復平衡前，疼痛一定會時好時壞，執行計畫的過程中，疼痛也會有時強烈有時較弱。這種時候你一定要知道，儘管有這麼多起起伏伏，最後絕對會比一開始好上許多，就像股價一樣，每天起起伏伏沒關係，重點是最後要往上漲。

　　準備好了嗎？用下面的契約展現決心吧。你現在可能會覺得這麼做很怪，但之後就會發現，白紙黑字寫下的決心再加上簽名的效力有多大。最好把這份契約影印下來，簽完名後和自己的背部日記擺在一起。

我的背部契約

　　本人係 ＿＿＿＿＿＿＿＿＿＿＿＿＿＿＿＿＿＿＿＿＿＿＿＿＿（全名）

　　茲承諾對自己背部的健康負起責任，會在多重模式背部計畫中盡全力，從各個方面找出造成自己疼痛的原因，然後努力排除問題。本人知悉，我的積極參與是痊癒過程中的關鍵，就算有時候覺得狀況變得更糟，我還是會耐心等待、堅持不懈，一定要用盡一切必要手段解決背痛問題。

　　＿＿＿＿＿＿＿＿＿＿＿＿＿＿＿＿＿＿＿＿＿＿＿＿＿

　　（簽名、日期）

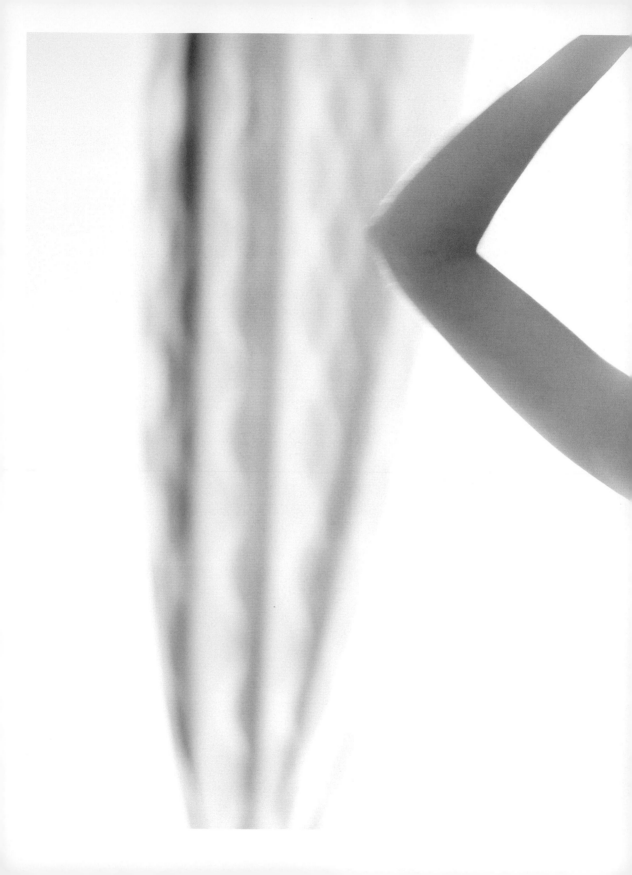

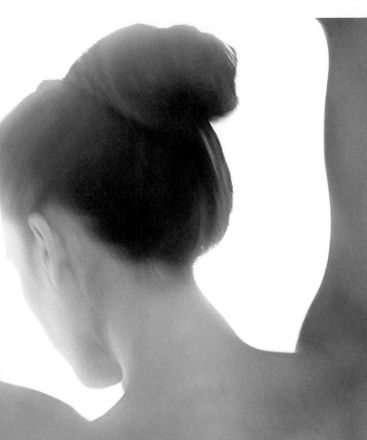

Part
2

多重模式背部計畫

讓自己成為背部偵探，不放過任何蛛絲馬跡，
找出疼痛的真正原因，啟動背部的自癒力。

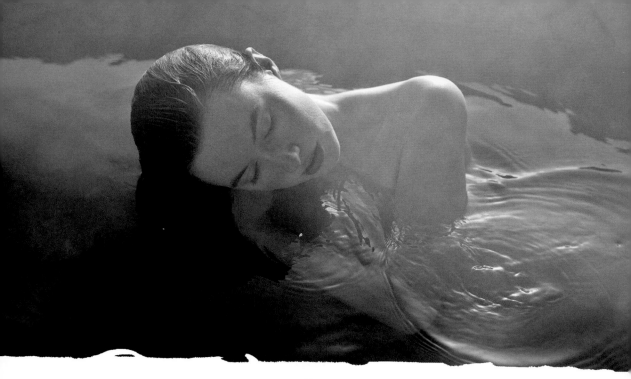

對抗發炎

多重模式背部計畫的目標是使用適當的藥物,讓疼痛問題盡快消失,
才不會在大腦「留下烙印」。

現在要開始治療的第一步囉!在本章和接下來的兩章中,我要介紹的主題
是,當背痛很嚴重時,要怎麼緩解疼痛、學習放鬆、讓肌肉再次恢復活
力。現在是多重模式背部計畫的起點,也是你重新改寫自己「背部故事」的階
段。疼痛有時非常折磨人,對患者造成很大的壓力,所以一開始必須盡快解決
疼痛和發炎的問題。我們如果因為背部緊繃感到不舒服,起初通常會想辦法不
吃止痛藥,試著控制疼痛,但如果整個白天都感受到強烈疼痛,還是建議你採
取其他行動,以免產生疼痛記憶。醫生基本上反對患者一感到疼痛就立刻吃止
痛藥,因為如果是定期服用藥物,基本上都應該和醫生先行討論。我們現在都
知道,長期服用止痛劑會弱化大腦中的疼痛阻斷機制,進而使疼痛在沒有服藥
時更加強烈,然後就陷入惡性循環,患者必須服用藥效更強的藥物,而這類藥

物的副作用通常也更大，也會影響自行用藥治療的效果。

疼痛檢查

　　止痛藥的服用方法和劑量取決於疼痛的程度，首先要知道疼痛每天對你的影響程度為何。疼痛感知是非常主觀的東西，每個人的感受各有不同，所以我希望先給大家一個方向，不妨試試看牙痛測試。回想一下自己因為牙痛睡不著的時候，可能是在週末，也可能是在半夜，沒辦法去看醫生，時間一小時一小時過去，牙卻痛得愈來愈厲害，疼痛瘋狂撞擊你的牙齒、直衝腦門，只好靠止痛藥度過漫長夜晚，明天一早再去看醫生。這種疼痛根據下頁的量表來看，疼痛指數大約落在 7。

　　以背痛來說，你覺得自己在疼痛量表的哪裡？請參考下頁的格式，在表格中決定自己的疼痛程度並記錄時間。接著和 42 頁的疼痛指數結果相比，就可以知道藥物對你來說是不是真的有幫助。如果受折磨的程度比疼痛來得更為強烈，就表示要深入調查真正的原因。

清楚易懂的每週摘要

　　使用下頁的每週疼痛摘要，放在自己的背部日記中，每天記錄自己的疼痛與服用的止痛藥：

- 什麼時候開始感到疼痛（時間）？
- 疼痛感一直都一樣還是會不斷變化？
- 白天服用的是什麼藥物？服用的劑量為何？
- 還有哪些重要的疼痛相關資訊？請全部記錄在日記當中。

止痛藥物與抗發炎藥物

　　大多數的止痛藥都不會影響大腦和其感知疼痛的機制，只會作用在因發炎而疼痛或受影響的周邊部位，這種止痛藥又稱為「非類固醇抗發炎藥物」，阿斯

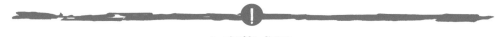

止痛藥戒斷

　　長期服用止痛藥的壞處無庸置疑，但如果吃習慣了強效止痛藥，最好不要馬上戒斷，而是要用漸進方式戒除。請洽詢醫生如何避免戒斷反應。

疼痛與止痛藥服用記錄摘要

每週影印此頁表格並確實填寫，就能清楚了解自己每天的疼痛情況與服用了哪些止痛藥。

疼痛量表

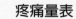

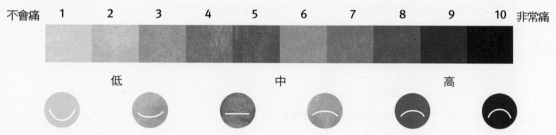

每週疼痛摘要

第＿＿＿週：

日	0700-1300	止痛藥	1300-1800	止痛藥	1800-0100	止痛藥	0100-0700	止痛藥
1								
2								
3								
4								
5								
6								
7								

請注意自己服用的各種藥物！如果 3 週之後，發現自己有固定服用止痛藥的情況，請盡快和醫生討論用藥方式。

匹靈、待克菲那、布洛芬、COX-2 抑制劑、撲熱息痛、安乃近等皆屬之。醫生開立這類藥物時，常常會配合使用肌肉鬆弛劑，也就是有助於肌肉和中樞神經系統放鬆的藥物，才能讓背痛患者保持活動力與行動力。除了這個方法以外，患者就只能靠自己或物理治療師才能恢復身體的活動力。使用藥物是為了讓身體有時間啟動天生的自癒機制。

用藥基本原則

用藥的基本原則是：「作用的時間愈快愈好，作用的效果剛剛好就好。」保護姿勢和靜養在床是治療背痛的大敵，所以用藥劑量要剛剛好可以讓疼痛停止，又不至於影響正常的日常活動。慢性背痛患者一定要記得，止痛劑無法解決疼痛的成因，甚至有可能演變成要日益調高劑量才能緩解疼痛。

止痛藥帶來疼痛

有些人會去看不同的醫生，又不告訴醫生自己曾在其他地方就醫，只為了拿到各種不同的強效止痛藥，然後再自行決定要吃哪些最有效的止痛藥。這種案例十分常見，但這樣的作法可能導致致命的副作用與交互作用。臨床觀察發現，濫用止痛藥也可能導致疼痛。如果在沒有專家的建議下服用太多種不同的藥物，最糟糕的情況會跟你原本的期望背道而馳，也就是不僅沒有緩解疼痛，更因此對藥物上癮，使症狀更加嚴重！

因為濫用藥物所導致的「止痛藥上癮」極難處理，因為沒有其他藥理方式可以治療，只能慢慢減少服用劑的劑量，所以患者在過程中必須忍受強烈的疼痛，直到在多重模式計畫的特定療程中取得進展為止。沒有極為堅定的意志力

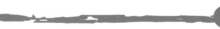

需要就醫的情況

- 意外
- 沒來由的疼痛，導致行動受限、甚至是無法行動
- 持續強烈疼痛，吃了止痛藥也未見好轉
- 常常出現刺痛、搔癢感、失去知覺或四肢末稍有蟻走感
- 上肢或下肢有虛弱感或癱瘓癥兆，像是無法控制膝蓋、腳部或腳踝的關節；常常走路不穩或跌倒
- 無法控制排尿或排便

與明確的目標，其實很難撐得過去。請務必將我的建議謹記在心，並和你的藥師或醫生討論，根據你的個別情況，確定是否有其他的限制或風險。以下所列的止痛藥與消炎藥有些可以自行購買，有些則是處方藥，會根據疼痛程度應用在急性或慢性背部問題的治療之上。

藥物簡介

以下介紹幾種常見的「非類固醇抗發炎藥物」（NSAID），也就是具有抑制發炎作用的止痛藥，以及可體松、肌肉鬆弛劑、類鴉片、抗憂鬱藥物等。

阿斯匹靈（ASS）

作用機制：典型的消炎止痛藥，可緩解輕微至中等程度的背痛問題，主成分為阿斯匹靈，具有止痛作用，高劑量則可抗發炎。

副作用：阿斯匹靈會阻斷前列腺素的合成，這種激素有助於保護胃黏膜。所以前列腺素不足時，常常會導致腸胃不適，主因是腸胃功能因阿斯匹靈的阻斷作用而受到影響。此外，阿斯匹靈也會導致凝血功能下降，所以在開刀或牙齒手術前一個星期必須停止服用。

交互作用：和酒精、含可體松的藥物或其他非類固醇消炎藥物一起服用，可能增強阿斯匹靈對腸胃的副作用。

劑量：非處方藥，單次劑量最高為 500 至 1,000 毫克，每日最高劑量為 4 克。

撲熱息痛（Paracetamol）

作用機制：這種複方製劑會阻斷中樞神經系統中疼痛脈衝的傳輸，可緩解輕微至中等程度的背痛問題，但對消炎的作用不大。

副作用：低劑量的撲熱息痛耐受性良好，但肝腎功能不佳的患者可能會出現中毒症狀。

交互作用：和部分抗癲癇與結核病藥物一同服用可能會對肝臟造成損害，所以建議施用最低劑量的撲熱息痛。

劑量：非處方藥，單次劑量最高為 500 至 1000 毫克，每日劑量 4 克。

待克菲那／布洛芬（Diclofenac／Ibuprofen）

作用機制：這種藥物可用於緩解伴隨發炎出現的中度至強烈疼痛，因為其消炎

作用比阿斯匹靈或撲熱息痛來得好。

副作用：長期服用可能導致胃、肝或腎臟問題，肝腎功能不佳的人應避免使用，懷孕婦女和 12 歲以下兒童也應小心服用。這種主成分相較於阿斯匹靈，比較容易引發過敏反應，所以氣喘患者與過敏患者應特別小心服用。我個人的經驗是，布洛芬的耐受性最佳。

交互作用：降血壓藥、乙醯胺酚類（Acetaminophen）止痛藥或利尿劑等藥物，都可能削弱這種主成分的作用。如果和可體松（另一種非類固醇消炎藥）或是用於治療憂鬱的「選擇性血清素再吸收抑制劑」（SSRI）一同使用，腸胃潰瘍的風險就會增加。

劑量：這兩種複方製劑在低劑量時為非處方藥。待克菲那的單次服用劑量最高為 50 毫克，每日劑量為 150 毫克，如果為緩釋型藥錠則為 200 毫克。布洛芬的單次服用劑量一般來說最高為 200 至 400 毫克，每日劑量為 1200 毫克。

COX-2 抑制劑（COX-2-inhibitor）

作用機制：這種主成分大家比較不常聽到，它可以抑制 COX2 酶（身體製造發炎化學物質所需的一種酵素），但不會影響對胃和腎有保護作用的 COX-1，也就是說，COX-2 抑制劑對腸胃和腎臟的傷害較小，但有些患者表示，這種藥物的疼痛緩解作用不如其他的非類固醇消炎藥。

副作用：COX-2 抑制劑可能增加心臟病發作的風險，所以有心血管疾病或周邊血管血液循環不良的背痛患者，以及曾經中風過的患者，請勿服用。

交互作用：可能削弱降血壓藥的作用。如果與「ACE 抑制劑」一起服用可能導致腎功能變差。

劑量：處方藥。單次劑量平均是 90 毫克，最高為 120 毫克。

痠痛藥膏

背痛不嚴重時，也可以考慮含有「待克菲那」和「布洛芬」的非處方藥膏，效果雖然不如高劑量的止痛藥，但副作用也比較少。不要只輕抹於表面，正確使用方法是每天塗抹並加以按摩，才能在患部發揮作用，也能加速血液對主成分的吸收。

安乃近（Metamizol）

作用機制：這種藥物具有強大的止痛、退燒與輕微消炎作用，適合與非類固醇消炎藥結合使用，常開給椎間盤突出與具有強烈疼痛的患者使用。在門診手術中，也常用於術後、受傷、腹絞痛、高燒，包括承受強烈疼痛的腫瘤患者。

副作用：安乃近可能導致「顆粒性白細胞缺乏症」（agranulocytosis），也就是會導致某種特定的白血球數量快速下降，這種白血球扮演的是「身體警察」的角色；因此，身體的免疫系統會變弱，所以會感到虛弱、發燒、黏膜發炎及明顯的血壓下降。如果沒有即時處理血液組成變化問題，可能會有致命危險。

交互作用：有氣喘、過敏、造血問題或是腎功能不佳等問題的患者，應小心使用。

劑量：處方藥。單次劑量最高為 500 至 1000 毫克，每日劑量為 4 克。

可體松（Cortisone）

⚠ 止痛藥的最佳夥伴：維生素

如果有慢性背痛，神經系統會特別敏感，所以疼痛臨界值就會下降，維生素會對我們感知疼痛的程度帶來正面幫助。在使用藥物治療疼痛時，可以服用特定的維生素作為輔助工作，這樣就能降低止痛藥物的服用劑量。

鎂（Magnesium）有減少發炎與放鬆肌肉的作用，這種「天然疼痛療法」需要很大的耐心，因為通常需要至少一個半月到兩個月才會見效，詳細做法建議向醫生或藥師詢問。劑量：每天 350 毫克。

維生素 B 群（B-Vitamine）包括 B1、B6、B12，可為神經細胞登提供能量與保護，也是身體製造血清素（天然疼痛抑制劑）中不可或缺的角色。維生素 B12 有助於減緩神經發炎或是術後神經的復原。劑量：B1 每天 1.4 毫克、B6 每天 2 毫克、B12 每週 1 微克。

維生素 E（Vitamine E）是一種抗氧化劑，有助於緩解疼痛和發炎，因為維生素 E 可以中和發炎部位中破壞力超強的氧自由基。劑量：每天 15 毫克。

其他對身體有幫助的維生素，請見 179-180 頁的「保養背部的10大關鍵營養素」。

作用機制：可體松並不像傳聞中的這麼不好，因為這種成分具有強烈的消炎作用。重點在於要清楚治療目標，而且劑量要低，讓副作用降到最低。

副作用：一般來說，只有每天服用高劑量、持續一段時間才會產生副作用。身體本身也會製造可體松（腎上腺素的一種），所以長期持續服用這種藥物的話，身體自然而然會減少自行製造這種物質。因此，服用這類藥物時，劑量必須逐步減少。長期服用可能導致糖尿病，患者如果無法吸收有助於骨質的養分（鈣和維生素 D，179-180 頁），也可能會導致骨質疏鬆。

交互作用：可體松複方製劑與非類固醇消炎藥一同服用可能增加胃潰瘍風險。服用避孕藥也可能增強可體松的作用，抗血栓藥、血壓藥與降血壓藥則會使其作用降低。

劑量：處方藥。由醫生決定每個患者所需的劑量，患者千萬不可自行服用超過身體自行會製造的量。

肌肉鬆弛劑（musclerelaxant）

作用機制：為了幫助僵硬的肌肉放鬆，通常會開立「苯二氮平類」（Benzodiazepine）的鎮定劑，但只是為了放鬆肌肉之用，不是用於鎮定。這類藥物作用於中樞神經系統，也就是阻斷控制肌肉收縮的神經脈衝傳遞，因此肌肉不會持續收縮，進而解決緊繃和疼痛的問題。

副作用：常見副作用為疲倦和嗜睡。長期持續服用苯二氮平類藥物可能產生依賴性，如果停止服用，可能會有戒斷症狀。

交互作用：酒精、安眠藥或抗憂鬱藥等藥物會強化對中樞神經系統的抑制作用。另外，肝或腎功能不佳的患者不能服用這類藥物，因為身體無法有效分解這種成分。

劑量：硫酸奎寧（Chininsulfat ／ quinine sulphate）級以上藥物需依處方開立。單次劑量依疼痛程度而定，最高 200 至 400 毫克，睡前服用。持續服用期間不要超過 2 至 7 週。肌肉鬆弛劑不應該持續服用，只能在找出病因和治療方式前，用於稍微緩解疼痛而已。

類鴉片（Opioide）

作用機制：在面對急性疼痛時，身體會產生腦內啡，這種物質可以抑制疼痛並

使心情變好。這也是為什麼我們在出嚴重意外時，一開始幾乎不會感到疼痛，因為身體在極端的情況下，會想盡辦法維持正常功能。類鴉片就是模仿了腦內啡的作用機制，可有效對抗極強烈疼痛。嗎啡屬於類鴉片類中的強效藥物，「特拉嗎賽」（Tramadol）則是比較弱效的一種。這類藥物的作用和抗憂鬱藥很類似，對慢性背痛有很大幫助。許多醫生不願意開立類鴉片藥處方，因為患者可能會有上癮問題，但只要劑量正確，這種擔心其實是多餘的。相反地，強效止痛藥可以避免慢性疼痛的產生，因為可以防止疼痛記憶形成。類鴉片藥物也可開立貼片式處方。

副作用：嗎啡和特拉嗎賽類的複方製劑可能會有成癮問題，但很快就能戒斷。最常見的副作用是便祕。嗎啡也會使呼吸變慢，但這對疼痛患者來說沒有影響，因為疼痛會刺激呼吸中樞，所以可以抵消副作用。

交互作用：酒精會強化類鴉片的抑制作用。氣喘患者應小心服用，因為如果有服用苯二氮平類藥物，便可能會強化嗎啡的呼吸麻痺作用。有肝腎疾病的患者應特別小心服用的劑量。

劑量：處方藥。部分這類複方製劑受《麻醉藥品法》管制，劑量需由醫生決定。類鴉片的作用不會因為時間而遞減，和其他類止痛藥不同，所以毋需一直增加劑量。

抗憂鬱藥物（Antidepressant）

作用機制：抗憂鬱藥物是用於治療神經性疼痛，作用於周邊與中樞神經系統，其中經實證最有效的是「三環抗抑鬱藥」（Tricyclic antidepressant），例如「阿米替林」（Amitriptyline）與「曲米帕明」（Trimipramine）。現在還有「度洛西汀」（Duloxetine）和「文拉法辛」（Venlafaxine）等新的主成分，雖然這類複方製劑的相關研究仍不夠充分，但實務上已證實其效用。醫生開立這類處方主要

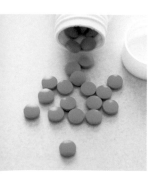

有兩個目的，一來是為了讓主成分影響、抑制疼痛傳輸系統對疼痛的傳遞，二來是要解決對刺激敏感的問題；因為許多疼痛患者在心理方面也會受到打擊，所以這類藥物的另一個作用就是抑制對疼痛刺激與內部刺激的反應，其中以選擇性血清素再吸收抑制劑特別常用。

副作用：開立處方前應依個案一一說明。部分三環抗抑鬱藥物會有鎮靜作用，一開始可能會導致白天嗜睡、倦怠，所以應該在晚上才服用。一般來說，身體幾天至 2 週內就會適應藥效。

此外，服用抗憂鬱藥物也容易因頻尿或便祕，而有口乾舌燥的副作用。這種藥物沒有成癮性，但建議不要突然停藥，最好採漸進方式慢慢停用，才可避免類似心跳加速或盜汗等感冒症狀。服用抗憂鬱藥物可能會降低癲癇臨界值，所以有些情況下會導致癲癇發作。因此，在開立處方與達到最大劑量後，最好透過「腦波檢查」確定是否出現癲癇跡象。

交互作用：抗憂鬱藥物不能和「單胺氧化酶抑制劑」（MAO-inhibitor）一同服用。如果患者有心臟疾病，也要確定抗憂鬱藥物會不會導致心律不整。

　　劑量：依處方開立，服用方式與劑量由醫生決定。抗憂鬱藥物並不是視需求服用的藥物，也就是說不是在症狀出現時才服用，然後症狀消失後就停藥。平均來說，抗憂鬱藥物的作用會延遲 1 至 3 週，所以在藥效發揮前的這段期間內，醫生應該要知道如何協助病人面對強烈疼痛。如果只是單純為了治療疼痛，一般來說只需要治療憂鬱症時所用劑量的 20% 到 50%；如果是合併治療憂鬱問題，便可視情況提高劑量。醫生一開始會開立較低的每日劑量，然後以 3 到 7 天的週期，視患者的耐受性慢慢提高劑量，讓組織與新陳代謝有時間慢慢適應。基本上，這類藥物應該要隨時間慢慢降低藥量。

抗癲癇藥物／抗痙攣藥物（Anti-epileptic drug）

作用機制：抗痙攣藥物（Anticonvulsant）原本是用來對抗或防止痙攣的藥物，於癲癇發作時使用。經證實，有些抗痙攣藥物對神經性疼痛也有正面療效，因為能在細胞層級產生不同的生理作用。「加巴噴丁」（Gabapentine）、「普瑞巴林」（Pregabaline）、「卡巴咗平」（Carbazepine）、「奧卡西平」（Oxcarbazepine）、「拉莫三嗪」（Lamotrigine）等成分可以阻斷細胞中的離子通道，也就是負責傳遞疼痛訊號的通道，讓過度興奮的神經細胞「冷靜、穩定下來」，因此可以減少疼痛脈衝的傳遞，進而緩解疼痛。

副作用：一開始會有疲倦、嗜睡或走路不穩的副作用。部分複方製劑在某些病例曾出現關節處水腫現象。

交互作用：有心血管問題的患者要特別小心，像是服用抗心律不整藥物來治療心律不整。

劑量：依處方開立，服用方式與劑量由醫生決定。要注意的是，不要馬上開立最大劑量，因為身體可能會對這種藥物產生抗藥性。一開始先服用較低的每日劑量，然後以 3 到 7 天的週期，視患者的耐受性慢慢提高劑量，讓組織與新陳代謝有時間慢慢適應。基本上，這類藥物應該要隨時間慢慢降低藥量。

天然溫和鎮痛劑

　　有些天然物質也可以緩解疼痛，適合用於治療輕微至中度的疼痛，因為不含化學成分也不會產生副作用，所以是傳統止痛藥物的良好替代選擇，但對急性疼痛或慢性疼痛來說，單獨使用的效果可能不大，不過還是可以作為輔助藥物，以降低傳統止痛藥物的服用劑量。

山金車（Arnica）

　　這是種具有療效的草藥植物，中世紀的著名女學者與神學家赫德嘉・馮・賓根（Hildegard von Bingen）也曾提及此種藥草。這種植物花朵的精油含有類似香豆素的類黃酮成分。山金車萃取物可加入軟膏或油膏中，塗抹於疼痛部位再加以按摩，便可緩解疼痛與發炎問題。請注意，山金車與甘菊、艾蒿、蓍草皆為菊科植物，有過敏問題的患者應小心使用。

酵素（Enzyme）

　　酵素是一種力量強大的天然物質，可從鳳梨或木瓜等水果中獲得，具有解除充血、清腸、消炎等功用，並可增強免疫系統功能。結合止痛藥物使用，可以降低止痛藥的服用劑量，也常用於小型手術術後使用，可以增進傷口的癒合。定期服用酵素複方製劑的效果最好，所以可以在最長不超過一週的短時間內，服用最高的劑量，這種服用方式比長時間服用低劑量來得有效。詳細服用方式請詳閱製劑包裝上的說明。

針灸治背痛

　　針灸是傳統中醫流傳千百年的療法，在西醫的運用也十分廣泛，特別適合用於治療原因不明的背痛，療效也經過慢性背痛患者與研究證實。這個療法是將極細的針刺入身體的特定部位，進而釋放身體經絡、皮膚、骨骼、關節與體內器官中阻塞的「氣」，也就是中醫所說的能量，讓氣再次恢復流動。這個療法的核心概念就是，能量堆積或流動受阻都會對身體造成不當的干擾。

　　波鴻魯爾大學一位科學家得到的研究結果是，針灸緩解疼痛的效果比服用止痛藥來得好，他在研究結論中表示，身體對針扎產生正面回應的原因，可能是因為這種刺激會阻斷大腦對疼痛感受的傳遞。

聖約翰草（St. John's wort）

　　聖約翰草又被稱為沒有副作用的興奮劑，同時具有鎮痛與放鬆的效果。聖約翰草花朵的萃取精油對於治療關節疼痛與肌肉緊繃十分有效。在某些情況下，這種天然的消炎與抗憂鬱物草藥對於長期、持續的疼痛很有幫助。有效的最高建議劑量是每天 900 毫克，最好分 3 次服用。請注意！口服聖約翰草時最好避免皮膚接觸太陽，如果一定會曬到太陽，請使用防曬係數至少 50 的防曬用品。

魔鬼爪（Devil's claw）

　　魔鬼爪為胡麻科植物，常見於南非大草原，其樹根含有玄參皂苷（harpagoside）、桂皮酸（cinnamic acids）、綠原酸（chlorogenic acids）等活性成分，都是可以鎮痛、消炎、刺激新陳代謝、解毒的天然成分。風鈴草適合在長期背痛治療的初期開始使用，因為其效力要數月才會開始發揮，每日服用 15 毫克，搭配維生素 E 可加強療效。

啟動自癒力的治療過程

　　在第 1 階段開始時，要找到自己相信且願意採用多重模式背部計畫的好醫生，視情況服用適當的止痛藥。如果沒有發現任何神經問題，醫生就不應該從結構性問題下手，而是要協助你的身體解決疼痛與痙攣。時間與身體天生的自癒力是最好的同盟，就像先前所說，身體自己會想辦法調整背痛的問題，所以醫生只要給背部足夠的時間，治療通常都會成功，這跟美國與荷蘭的研究結果不謀而合（17 頁）。跟手術患者相比，接受傳統療法的背痛患者需要更多時間才能恢復健康的狀態，但也因此可能被迫接受介入手術。

家用良方：凝乳敷料

凝乳（Quark）其實就是種白色的脂肪物質，適合濕敷於疼痛部位，具有緩解發炎、充血與疼痛的功效。

將室溫下的凝乳均勻塗抹於濕布或藥布上，厚度約為一根手指厚，寬度不要超過藥布，以免凝乳接觸到皮膚乾掉。接著將敷藥放在疼痛部位上，用手帕或紗布固定，20 至 30 分鐘後再將敷藥取下，一天可重覆敷上好幾次，但記得換上新鮮的凝乳。

醫生的責任也包括為患者提供援助力量，在患者身體狀況不佳的情況下，協助其背部啟動、再生自癒力。醫生可以透過介入式疼痛療法針對下列方面提供協助：

- 對抗發炎問題
- 幫力受到刺激而發炎的神經消炎
- 加強血液循環與排除發炎物質

做好準備！

看醫生的時候，一定要清楚說明自己不想要與不想做的事，告訴醫生你覺得困擾的所有問題、擔憂、恐懼，像是「無論如何我都不要打針！」或是「怎樣都好，就是不要開刀！」我的某些患者在第一次會診時就是這麼說的，我覺得這樣很好，不只是因為患者一開始就表明自己的立場，也是因為 80% 的背部手術都是不必要的（對，我就是要一直強調這點）。佛洛伊德曾說過，患者受折磨的程度是決定要進行何種治療的先決條件，我很認同這個說法，如果患者說了不想接受注射，那他就不需要注射。更精確地來說，就像疼痛量表的分類一樣，很多人只是當下一時衝動就勾選了強烈疼痛，但其實他受折磨的程度並沒有這麼高，所以其實不用採取太激烈的療法，除非是神經科專科醫生建議要迅速治療，以免造成神經的永久損傷。

成功治療的重點在於說清楚自己的情況和疼痛的部位，好醫生會傾聽你說話的內容，了解你說了什麼。但是，只有自己積極參與，醫生才能做出正確的診斷與治療建議，由你和醫生一同決定現在背部需要什麼幫助。

聽從自己的直覺！

在治療背痛的過程中，如果有任何的疑慮，就可能危及整個治療流程。所以如果有以下任何情況，請盡快提出：

- 在問診或治療的過程中感到不舒服
- 覺得醫生沒有確實了解你的症狀
- 覺得醫生沒有能力或適當辦法為你提供協助
- 醫生推薦你不想接受的療法，而且不太願意配合你的需求
- 在治療開始前，可以先詢問諮詢服務中心，看哪位醫生的治療理念和態度符合你的需求。

威利巴‧華特博士

（DR. WILLIBALD WALTER）

骨科、慢性治療、介入式疼痛治療專科醫師

馬力安諾維奇診斷治療醫學中心副主任

何謂介入式疼痛療法？

　　這類傳統療法結合了現代科學知識與軟性先進技術，其考量的要點是，每個人都是不一樣的個體，因此疼痛的原因與處理方法也不盡相同。所以說，我們才會有 5 層級計畫，涵蓋不同的要素，旨在根據患者的個別需求，量身打造適合的治療方式。

5 層級計畫

　　第 1 層級是使用如物理治療、肌肉訓練、止痛藥、放鬆與心理治療等軟性治療方式，或其他替代療法，例如針灸或傳統中醫。

　　第 2 層級則是採用成影輔助介入式治療（神經周邊或外圍注射），以及玻尿酸或身體自生蛋白質治療。這類治療僅需局部麻醉，療程結束後患者可以馬上回歸正常生活。

　　第 3 層級則是微創療法，例如鎮痛泵、椎間盤萎縮雷射治療、細微神經硬化療法、水刀椎間盤切吸術等，都是在最小範圍麻醉下可行度最高的辦法。

　　第 4 層級包括椎間盤微創手術與使用超細探針進行的椎體骨折成形術，但一般來說不會走到這一步，因為我們的座右銘是以最低限度的介入、達成最大的效果。根據病人受折磨的程度和其自我評估，我們會選擇最低層級的療法，或是結合不同層級的技術。我們的背痛患者中，80% 的患者單靠第 1 與第 2 層級的療法就能永久擺脫疼痛並重拾生活品質。

　　第 5 層級的療法很少納入考慮選項，主要是靜態的多重模式綜合療法，僅在患者承受極度強烈疼痛時使用，以量表來說，就是 8 到 10 且不會消退的疼痛。

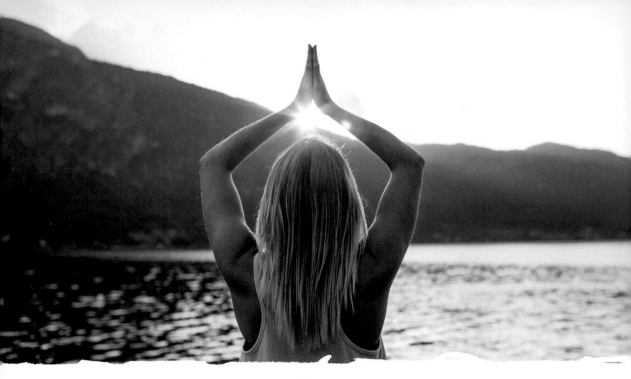

透過放鬆減輕疼痛

**壓力可能會導致肌肉緊繃，進而使疼痛惡化。
反之，放鬆療法則可讓疼痛減輕甚至消失。**

肉緊繃時我們的神經系統會受到刺激，放鬆時身體和精神會感到平靜，身體官能也會降低。可惜的是，醫生很少在治療流程中善用此知識。在多重模式疼痛療法中，我們非常重視放鬆療法，因為可以有效中止慢性疼痛的惡性循環。過度活躍的神經細胞會讓身體組織失控，放鬆的狀態則可以帶來正面影響，降低神經細胞的活躍程度。放鬆指得不只是肌肉，也包括思緒，只要轉移對恐懼和疼痛的注意力，就能與疼痛保持適當距離。

大腦的真實感受

即使你今天一整天都很愉快、放鬆，但如果晚上做惡夢時夢到一面巨大的牆倒向你，大腦就會因為這個畫面，讓身體出現心悸、高血壓、壓力荷爾蒙釋放等反應，所以你會立刻因此驚醒，身體狀況也開始改變。你的意識可以分辨

夢中電影般的虛幻場景並非現實，但大腦和身體不行。這是因為大腦的邊緣系統對畫面影像十分脆弱敏感，自己的想像力可能會喚醒身體的反應，進而影響細胞的新陳代謝。

如同先前所述，對身體來說，不論影像是真是假都一樣。在做夢時血液中的腎上腺素可能會上升，心跳也可能加速，接著在醒來的時候，身體每個系統會自我調節，告訴大腦那只是一場夢。如果說做夢的影像能對我們的身體造成如此不好的影響，那換句話說，其他圖像與想像也能為身體帶來正面影響，所以接下來介紹的放鬆方法都會運用到圖像。在冥想的時候，我們要將注意力放在貫穿身體的呼吸上，想像某個畫面就在眼前，不論是自主訓練還是自我催眠，都是一場穿越全身的旅行。

圖像的力量

你看過《神鬼玩家》這部電影嗎？是傳奇電影製作人暨飛行員霍華・休斯（Howard Hughes）的故事，他深受強迫性神經官能症所苦。拍片的時候，男主角李奧納多・迪卡皮歐在飾演這位大亨的過程中，也和休斯一樣真的出現了強迫症症狀。加州大學精神病學教授史瓦茲（Jeffrey Schwartz）就曾研究過演員要如何表現出暫時性精神病症狀的主題，也曾擔任馬丁・史柯西斯的顧問，針對要如何表現出令人信服的強迫症人格提供建議。李奧納多也同意，這個角色確實影響到他自己的行為，在街上走路時，他一定要踩在每塊磚頭上，每次去自己的更衣間都要花上 10 分鐘，因為他必須從同樣的門進出，而且一定要跳過

放鬆是最基本的練習，一步步為自己的疼痛感知帶來正面影響。

睡眠不足會強化疼痛感知

美國的一項研究調查了超過了 1,000 位受試者，結果顯示每晚睡眠時間少於 7 小時的受試者，隔天對疼痛的敏感度會提高 30%，好險這種敏感度不會持續下去，只要好好睡上一晚就會恢復正常。目前還不知道睡眠不足為什麼會強化疼痛感知，但研究假設認為，睡眠不足可能會導致注意力不集中。

因為背痛所以常常睡不好嗎？那最好每晚睡前都使用我們的放鬆技巧，讓身體和精神進入平靜的狀態，這樣才能享有平靜的睡眠，也能降低自己的疼痛感知敏感度。

一定的階梯，或是兩階、兩階地走。

　　我要說的是，圖像對大腦有著難以想像的影響力，原因是因為腦中產生圖像後，通常會伴隨感覺的產生，進而觸發強烈的身體反應。身體在感受到問題後，會釋放出相應的荷爾蒙。所以當你有「自己永遠都會是背痛患者」的負面圖像時，感覺與身體都會一同出現反應，但只要轉移自己的注意力，就能重新使身體反應恢復正常，就像從惡夢中醒來一樣。

每天放鬆一下

　　接下來會介紹一些極有助益的放鬆技巧，可以有效中斷腦中負面疼痛圖像的產生，你會因此獲得更多的平靜、平衡和注意力；再者，練習的過程中也有助提升自己的身體感知，並將注意力從疼痛感知轉移至疼痛管理上。

由自己做主

　　每個人都有自己的喜好，所以你應該選用自己喜歡的方式放鬆。當然也可以選擇其他的放鬆方式，不論是在家裡、上班時、甚至是通勤的路上，盡量嘗試不同的方法。練習的時間可以是每天起床後或睡覺前，或是在這兩者之間放鬆一下也無妨。

　　在本書可以學到初階的基本練習，如果還想試試更進階的放鬆技巧，不妨選擇其他課程，例如成人教育中心的課程，或是透過書本或 DVD 學習。

漸進式放鬆法

　　美國的傑克森醫生（Edmund Jacobson）於 20 世紀初發明了漸進式肌肉放鬆法。當時，他發現壓力和內在的焦慮情緒會導致肌肉緊繃，所以開發了一項技巧，用以改善身體的自覺，有意識地放鬆特定的肌肉群，進而達到緩解疼痛的效果。練習的過程中，我們會不斷讓身體某一部位反覆繃緊與放鬆。

堅持下去！

關鍵在於，每天至少花 15 到 30 分鐘放鬆，一開始可以每天花幾分鐘練習就好，接下來再慢慢增加。成功的模式非常簡單，只要愈常練習，對背就愈好。練習愈久愈好，因為大腦會記住放鬆的感覺，所以放鬆的效果也會更好。

基本原則

　　首先要用全身的力量繃緊特定部位的肌肉，例如脖子、胸腔、腹部、臀部等，維持這樣的狀態幾秒鐘。這種緊繃狀態應該是有意識的行為，盡量讓肌肉不要產生反抗力量，接著在腦中對自己說「就是現在」，然後放鬆同一個部位。接著盡可能地讓身體放輕鬆，因為剛剛用了極大力氣保持繃緊狀態，所以這時要放鬆應該會容易許多。在練習期間和練習完成後，我們要將注意力放在身體的那個部位，然後問自己，肌肉的感覺如何？緊繃時肌肉發生了什麼？接下來呢？在肌肉緊繃的過程中，會有更多血液注入血管，放鬆時血液會再度從剛剛獲得充分血液的肌肉組織中流過，這時強烈的內在能量會帶來愉悅、放鬆的感覺。

運用呼吸

　　許多人在緊繃時會自動停止呼吸，放鬆時才開始呼吸，但最好試著在緊繃時慢慢地吸氣，放鬆時慢慢地吐氣。

　　與其用讀秒的方式，也可以考慮透過呼吸控制緊繃的持續時間。在出力緊繃的過程中和平常一樣呼吸，不過試著將呼吸拉長 3 倍。定期練習除了可以放鬆肌肉，還可以調節心血管功能。

 用緊繃練習來排除壓力

全身放鬆躺在床上或地毯上，感覺平躺的身體與床接觸的每個點：從大腦、肩胛骨、左右臂、手掌，到下背部、骨盆、下肢和腳掌。

01. 接著開始練習繃緊每個接觸到地面的身體部位，每次持續數秒，最好的辦法是讓每個部位抵著地面出力。首先從脖子開始出力，維持數秒後放鬆，讓肌肉完完全全地放鬆。接下來是肩膀，先繃緊然後再放鬆。開始之初，緊繃練習可以持續約 4 秒鐘，接著將時間慢慢延長，最多持續到 7 秒鐘。
02. 遵照指示一一練習每個接觸點，練習完後的放鬆感會像海浪一樣在你的身體流動。
03. 這些練習隨時隨地都可以做，以幫助自己的背部恢復平靜，或坐或站都可以，比如說在車上等紅綠燈或塞車的時候、工作的時候、在超市收銀台前大排長龍時等。別擔心，沒有人會發現你正在為背部練習放鬆。

自主訓練

　　有時白天我得在電腦前坐上幾個小時或長時間坐著開會，那時背就會感到不對勁，所以我知道必須為背做些什麼。這時自主訓練就很有幫助，可以快速排除緊繃感、讓肌肉放鬆，幾分鐘的訓練就像是專屬背部的休息時間。

　　這些至今都還廣受歡迎的經典放鬆技巧，源自於 1920 年代的柏林精神病學家舒爾斯（Johannes Heinrich Schultz），他稱之為「專注的放鬆」，主要基於自我催眠的原理。只要善用自己的思緒，再加上專家建議，就能靠自己對身體功能發揮影響力。

原理超簡單

　　不論坐著還是躺著，都能做這個訓練，當然躺著比較容易放鬆，但坐著的好處是隨時都可以練習，甚至是坐捷運的時候。其中我最推薦的是「卡車駕駛姿勢」，從名字就不難想像那個畫面。坐在一張椅子上，上背微微向前彎，下臂放在大腿上，讓身體完全放鬆，將壓力向下釋放。接著將眼睛閉上，默唸下一頁練習單元的幾個句子，在腦海中想像出實際的圖像。慢慢放慢自己的呼吸與脈搏，讓身心平靜下來。一開始可以先試第一個句子，接著再慢慢增加其他的句子。

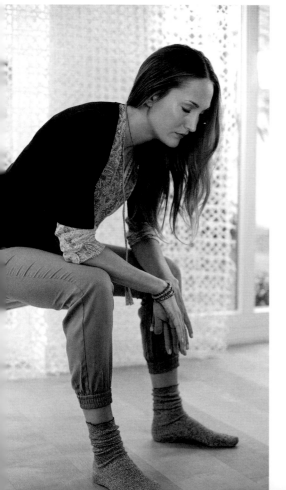

冥想

　　冥想無法神奇地治好疼痛，但可以幫助你意識到自己的感知能力，進而建立起正面的態度，將疼痛引導至更好的方向。當疼痛記憶與背部連結在一起時，受到刺激的神經會告訴大腦那裡有危險，所以大腦開始「痛恨」背部。持續感到疼痛的患者等於一直收到身體的警訊：「背有問題、背有問題、背有問題。」透過冥想，可以讓大腦放鬆，進而化解壓力；只要大腦放鬆，就能降低大腦針對背部做出的疼痛反應，

背才能獲得足夠的時間自癒。諸多研究顯示，定期冥想能有效緩解疼痛，因為在專注與放鬆的過程中，我們會慢慢接受疼痛，不會因為疼痛出現強烈反應，也就不會使情況更糟。適應疼痛是治療的第一步，只有停止抗拒，不再滿腦子只想著疼痛，才能展開治癒之旅。那麼，冥想是如何發揮作用的？

 ## 背部放鬆自主練習

舒適地坐著或躺下，然後好好放鬆。深呼吸，吸氣、吐氣，然後閉上眼睛。繼續呼吸與放鬆，接著在腦海中慢慢地和自己說出下列句子。將每一個句子深深印在腦海中，感受它對身體的效果，然後再向下一個句子前進，同樣在心裡說給自己聽。練習結束時，深深吸一口氣，好好伸展一下手臂，從放鬆狀態中離開，再慢慢睜開眼睛。

請對自己說以下的句子：

- 現在身邊的噪音都不再重要，讓思緒自由來去。
- 我覺得非常的平靜、非常的平靜，全然的平靜且放鬆。
- 我覺得自己的雙手非常沉重。
- 我覺得自己的雙腳非常沉重。
- 我覺得自己的身體非常沉重。
- 我覺得非常平靜且放鬆，全然的平靜且放鬆。
- 我的右臂很溫暖、很舒適的溫度。右臂現在很溫暖舒適。
- 我的左臂很溫暖、很舒適的溫度。左臂現在很溫暖舒適。
- 我的雙腿很溫暖、很舒適的溫度。雙腿現在很溫暖舒適。
- 我的全身都很溫暖，全身都很溫暖舒適。
- 我覺得很平靜且放鬆。
- 我的心臟很平靜且平穩。
- 整個人全然地平靜且放鬆。
- 我的呼吸非常平靜且放鬆，感受自己的呼吸。
- 我覺得很平靜且放鬆。
- 我覺得有一陣暖流流向太陽穴。
- 我覺得很平靜且放鬆。
- 前額感到一陣舒適的涼意。
- 我覺得很平靜且放鬆。
- 我覺得自己可以平靜、放鬆地面對背痛。

每次的疼痛經驗都來自注意力所在之處，因為人只相信自己注意到的事。別把全部的注意力都放在疼痛上，就能將身體的感知引導至正確的方向。冥想是一種專注狀態，啟動內在的專注力，至少能在短時間內突破疼痛的限制。

冥想不會立即見效

神經生理學家戴維森（Richard Davidson）在一個美國研究團隊中，針對僧侶的大腦活動進行研究，這些僧侶都是冥想大師。在冥想時，他們的大腦核磁共振斷層掃描圖中，額葉區域的活動明顯提高。這個位於大腦前方的區域又稱為「腦前額棄」，不僅是前扣帶皮質的所在，也是疼痛記憶形成的地方（35頁）。額葉可以根據大腦各個區域的情況進行調整與控管，負責有意識的學習、感覺評估、情緒調節、有意識的反應及應變的能力。神經學家將額葉稱為「大腦總管」不是沒有原因的，因為這裡同時也是決定每個人性格的主要區域。

用冥想「忘掉」疼痛

在處理令人不快的疼痛刺激時，額葉會和其他處理疼痛的區域溝通，例如視丘、海馬迴、杏仁核等，以評估情況並整合認知，同時也會決定要如何避開不同的疼痛。在某種程度上，冥想真的可以忘掉疼痛，方式是透過深度的放鬆來影響額葉的活動。「疼痛不能定義我，疼痛只是一時的」或「我已經盡量幫助我的背了」，這些想法可以改變我們的經驗。在專注力提高的過程中，我們幾

冥想有助於馴服體內那個不斷大喊的聲音：
「全世界只剩下我和疼痛共存，我的人生只剩下疼痛了。」

萬事起頭難

概念很簡單，我們天生就有能力深入觀察自己的內在，這也是為什麼冥想的好處多多。內省也可能會有潛在的危險，因為在這個過程中，許多未決的問題會更加明顯，自己的答案很可能會影響到未來的生活。起初一定會不習慣拋開心中的思緒，更何況有些思緒甚至連自己都從沒有注意到過。我們在面對平靜時也會感到恐懼，因為擔心自己會失去主控權，但在這之前，我們要了解到底是誰掌握了身體的主控權呢？在我們狀況不好的時候，主導一切的究竟是你？還是疼痛？

乎、甚至完全不會受到疼痛的干擾，所以可以一點一滴奪回自己的主控權，並在大腦中建立對背更有利的圖像。

沒有祕訣，做就對了

俗語說「萬丈高樓平地起」，你必須踏出第一步並持續下去，重點在於給自己更多時間、定期練習、相信自己每次都會進步。許多人發現，一開始要「信任自己」並不容易，連「每天在晚上 7 點拉拉耳垂」（詳見以下「信任測試」方格的內容）這麼簡單的事都很難做到，更何況是要持續執行完整的大型計畫。但不管怎樣，踏出第一步後如果沒有繼續下去，說再多也沒有用。拉耳垂測試需要多加練習才會習慣，冥想當然也是，習慣養成絕對不是一天、兩天的事。

常常坐下冥想就對了

一開始有兩件事最困難，一是坐下來冥想，二是在冥想時好好坐著、不要想其他的事。大多數人在頭幾次冥想的時候，都會盡量試著保持平靜、專注，但通常都會失敗，這很正常，因為會有許多思緒來干擾我們，「瓦斯關了嗎？」、「啊，還沒有報稅！」、「椅子為什麼這麼硬？」、「超市真的 8 點就關了嗎？」這些思緒在腦袋轉來轉去，或是覺得胸口不舒服，一下太熱、一下太冷、一下風太大，或是鄰居把音樂開得太大聲。甚至覺得自己這麼做有點蠢，「天啊！如果別人看到我現在這個樣子⋯⋯」，這些都是冥想時容易發生的事。撐下去！只要多加練習，就能體驗到冥想帶來的深度平靜，就像夏日在陰涼的陽台好好睡了個午覺般，讓你神清氣爽。

**只要常常練習就會感受到，不論外在的世界多麼紛亂，
自己都能好好享受深度放鬆的感覺。**

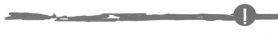

信任測試

你相信自己嗎？先試試看耳垂測試吧。調整自己的時間，每天晚上 7 點整拉拉自己的耳垂，但不能靠便條紙或手機行事曆的提醒。你會記得這個約定嗎？還是會不小心忘記？

用冥想超越疼痛

以下是另類療法治療師朗曼開發的冥想練習，透過這個練習讓身體與心靈回歸平靜，將自己的注意力從疼痛引導至放鬆。一開始每天只要花幾分鐘就好，可以用手機設定鬧鐘提醒自己。一旦精神比較容易專注後，就可以慢慢延長幾分鐘，可以的話，每天冥想 15 到 30 分鐘最為理想。

01.放鬆、舒適地坐下或躺著，深呼吸幾次。接著在吸氣的過程中，感受空氣進入自己的鼻腔，慢慢感受到腹部的下沉，讓腹部充滿空氣。然後慢慢吐氣，直到覺得全身的空氣都吐盡為止。重覆這個動作幾次，完全專注在自己的呼吸，讓心情恢復平靜。

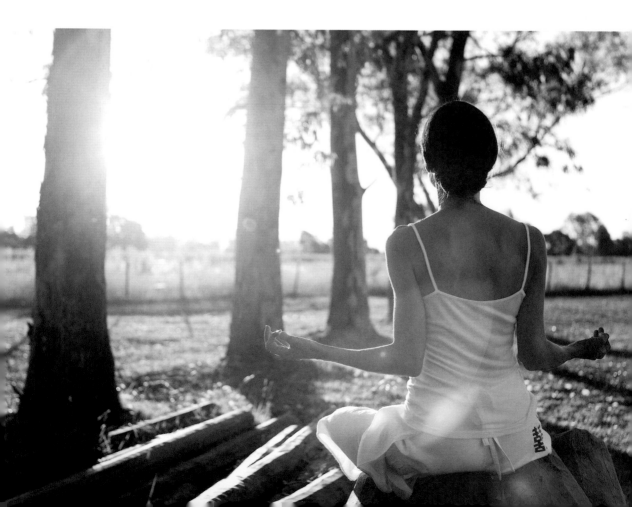

說明：這會帶來如同健行登上山頂時的愉悅感覺。你坐在山崖邊，眺望山谷的景色，深深吸一口氣，感到前所未有的放鬆；一方面覺得自己再也走不動了，一方面又為自己爬到山頂感到開心。深呼吸也有同樣的功效，可以在大腦中產生放鬆、愉悅的感受。因為不再想著緊張與壓力，所以可以感受到自己身體出現良好的轉變，這種感受可以透過練習自行創造。

02.觀察自己的哪些思緒讓你沒有辦法放鬆，不要試著去評估這些干擾，也不要把專注力放在這些思緒上，只要專注於自己的存在就好。想著自己的呼吸，吸氣，然後吐氣。

說明：你的所有感受都來自專注力。思緒本身沒有任何力量，只有你對它的注意才使其產生影響力。把注意力放在何處，就決定了自己會有什麼感受。

03.讓思緒慢慢遠去，繼續吸氣、吐氣，跟著自己的呼吸，試著達到平靜的狀態。吸氣，然後吐氣。

說明：是什麼東西干擾我們的精神？更有趣的問題是，為什麼這些東西可以干擾我們？內在的干擾因素都來自我們自身，也是導致我們無法平靜的原因，但習慣不是一天、兩天就能戒掉的。只要多加練習自己的感知能力，慢慢就愈來愈能享受深度的安靜與平靜。

04.感受那種平靜，讓思緒像秋天的落葉從樹上不斷飄落遠去。專注於自己的呼吸。吸氣，然後吐氣。吸氣，然後再吐氣。

說明：你試著坐下來冥想，但一直不太順利，其他思緒一直干擾你嗎？在冥想的時候，看著這些干擾因素，但不要去評估它們，也不要生氣，成功與失敗只有一線之隔，只有自己能決定要和雜亂的思緒待在一起，還是要給平靜一個機會。千萬不要放棄，聽起來好像都是微不足道的小事，但卻是成功的關鍵。

05.繼續坐著，讓寧靜持續下去，讓干擾你的思緒進來，然後放手讓它出去。保持呼吸，等待思緒一個個遠去，直到空白出現，然後讓空白慢慢擴大。

說明：等你習慣放鬆的時候，即使時間並不長，就可以開始深呼吸，像攀上山頂的登山家一樣，盡情享受內在無邊無際的空間，感受完全的自由，不再向疼痛低頭。

約翰尼斯 · 朗曼
（JOHANNES LANGEMANN）
輔助及另類療法治療師，專攻傳統中醫放鬆技巧
慕尼黑馬力安諾維奇診斷治療醫學中心

冥想對背痛有何助益？

冥想能有效幫助緊繃的身體系統放鬆。有強烈背痛的患者通常會把思緒都放在自己的症狀上面，腦海中有非常清楚的疼痛記憶，裡面寫滿了何時、哪裡會痛，就像時時刻刻都在注意股價的股票交易員，但一般人如果這樣頻繁注意疼痛，肯定會瘋掉的。

現在的情況是，你的身體暫時不會有什麼轉變，生活型態也只能一步一步慢慢來，問題更不可能一夜之間消失，但你可以選擇馬上改變對現況的態度。透過冥想，你可以用更好的方式關照身體，並將注意力從疼痛轉移至其他地方。換個方式來說，冥想可以「稀釋、淡化」背部相關的負面思緒和壓力感受。如果在一杯水裡加了 3 大匙的鹽，水肯定會變得非常難喝，但如果是在 20 公升的水裡加 3 茶匙的鹽，那鹽（也就是疼痛）只會是幾乎難以察覺的存在。

不可不知

冥想是一種學習過程，最終目的是要學會放鬆，必須要常常練習，不然就會受到干擾或分心。因為我們的心中有一個不喜歡安寧與平靜的地方，所以會讓你像倉鼠一樣跑得氣喘吁吁、無法停歇，就是此處讓你無法靜下心觀察疼痛。大腦一直用同樣的模式思考，這個模式會愈來愈難打破，因為這是身體演化的生存本能，所以只能靠全新的正面經驗才能改變。

精神就像不受控制的小狗

如果把小狗放在桌上，叫牠坐著不要動，牠一定會東張西望、甚至偷偷爬走，就算把牠抓回來，還是會一直想要跑走。

這時有兩個選擇，一是用蠻力控制小狗，但牠肯定不願意，這麼做也沒太大效果；二是用愛心和耐心，反覆把牠抱回桌上坐好，到了某個時間點，小狗就能學會乖乖坐下。

我們的精神就像小狗，必須反覆訓練我們的思緒，幸運的是，只要建立起這個良好的習慣，保證有說不完的好處。

自我催眠

別擔心，這並不是什麼戲法或魔術，自我催眠是經過證實、廣受認可的放鬆與疼痛緩解方式，能啟動正面的想像力，也是一種心理訓練法，正面影響自己的潛意識，因為潛意識是影響身體許多自動作用與調節機制的關鍵。

自我催眠的科學原理是，90% 的大腦都根據潛意識作用，幾乎所有的工作程序都是自動展開的，所以大腦才能快速、有效地運作，且不會消耗太多能量。

潛意識主要負責決定我們的想法、希望、計畫，以及所謂的經驗記憶，也就是我們儲存情緒的地方與疼痛記憶的所在位置。

重新調整潛意識

自我催眠絕對不是失去控制，而是善用特定的建議技巧來控制身體與精神，藉此更有效控制自己的疼痛感知。在類似催眠的放鬆狀態下，大腦主要會發出 α 波與 θ 波，這種意識的變化狀態並無害處，而是非常自然的發展，每天都會出現，像是在睡著前的一小段時間、放鬆準備打盹時、或是享受白日夢的感覺。這時，空間、時間都不再有意義，你會忘掉所有。

潛意識負責自動啟動反應與行為模式，在專注的狀態下，會接管所有的反應與改變。愈常練習，自我催眠的效果就會愈好。一般來說，喜歡幻想的人比較容易成功，害怕失去控制的人起初會覺得比較困難。

 ## 忘記疼痛

慢慢從 1 數到 10，仔細觀察自己的內在，看看哪裡可以解開、放鬆。每數一下就對自己說下面相應的句子，感受身體的反應。注意呼吸，每數一個數字就深呼吸一次。

01.從 1 開始：「我覺得平穩且放鬆。」
02.接著數 2 和 3：「我試著找出更大的空間，把一切拋諸腦後。」
03.數到 4 和 5 時：「我放開自己，像羽毛般慢慢飄落，愈來愈深、愈來愈深。」
04.然後到 6、7、8 時：「什麼事都不重要，我的背痛離我愈來愈遠。」
05.到 9 和 10 結束：「我感到平靜且放鬆。」

盡量保持放鬆的狀態，讓自己感到舒適，需要再次放鬆時就重覆一次。

醫療效果

哥廷根大學史帝芬・雅庫博士（Dr. Stefan Jacobs）為了證明自我催眠可以減輕疼痛、降低用藥量。這位心理學家在 10 小時的對照實驗中，收錄了 42 名疼痛患者（部分是對進一步治療沒有反應的背痛患者），並在這個短期計畫中讓受試者進入深度的放鬆狀態。實驗過程中，會分別與每個受試者談話，讓受試者在他們喜歡的地方，展開一趟意識之旅。舉例來說：「緩慢、均勻地呼吸，感到舒服、溫暖的陽光灑在皮膚上，繼續舒服地躺在沙灘上，不受任何事物干擾。」自我催眠的時候，這幅美好的畫面會取代現實中的疼痛感受，只要多加練習，就能延長效果。簡單來說，受試者在催眠過程中重新想起沒有疼痛的過往，這是他們在清醒時辦不到的，因為疼痛佔據了他們的人生與工作。

研究結果證實，用藥量減少了 60% 到 75%，連疼痛比較嚴重、使用抗憂鬱藥物或鴉片的患者也收獲同樣效果。疼痛減少後，身體自然比較舒服，心情也跟著變好，只要持續計畫期間的自我催眠效果，就能回歸正常生活。

影響疼痛

雅庫博士的研究成果符合疼痛專家布什內爾的測試結果；她在測試研究中，請受試者將手放進熱水，並告訴他們水溫適中，不過一旦告訴受試者真實的水溫有多高時，他們的手馬上縮了回來。這證明我們有能力影響自身的疼痛感受，不論是正面或負面，只要透過練習，就能自由運用。把自我催眠想像成船隻的備用大錨，讓自己不再隨著疼痛起舞。上頁的方法是初階的練習，你也可以向專家學習專門的背部自我催眠練習，例如使用對話 CD，在讓自己覺得放鬆的地方，來

取得專家建議

生物回饋是什麼？這種技術與行為療法一同使用時，患者會參與 10 到 15 分鐘的會談，學會如何重拾身體的主控權。治療師在療程中會協助患者建立正面思考情境，或是使用特定練習與呼吸技巧，且放鬆的效果會立即顯示在電腦上。透過這些訊號，就能了解物理性緊繃與疼痛間的關係，接著便可以主動試著放鬆疼痛的肌肉群。電腦的立即回饋有助透過積極的放鬆技巧，對抗那些造成緊張、強化疼痛的想法與感受。

場「遠離疼痛之旅」，自我催眠的時間愈長，效果也會愈來愈好。

生物回饋

身體肌肉緊繃不僅可能是姿勢不佳或物理壓力所導致，也可能來自長期的心理壓力、恐懼或沉重情緒。整個連鎖反應由神經系統作用，自動於體內啟動，但只有在疼痛出現時，人才會察覺到長期壓力帶來的負面效果。

行為治療之所以能讓身體功能擁有更好、更快的感知與影響力，主要是來自身體的生物回饋，也就是各式各樣的「生物性反應」。只要將電線貼在人體上並連結至電腦，透過感測器檢測特定的肌肉群，就能測量出相關的肌肉活動、心跳頻率、血壓、血液循環、汗腺活動、體溫等。接著繃緊背部區域的特定肌肉組織，電腦就會發出特定訊號，例如發出警告聲或是在螢幕上顯示出波動。如此一來，就可以看到身體的哪些部分在運作，這是平常根本不會注意到的，而肌肉緊繃的程度則代表自己內在受刺激的程度。

對疼痛患者來說，生物回饋的價值在於可以清楚了解緊繃狀態對身體的影響，所以患者才會想辦法放鬆，以降低自己的疼痛感知。

奪回主控權

首先，生理回饋技術可以幫助我們了解，身心在狀況不好時如何相互影響，再來可以有效證明，我們能透過思緒與意志控制神經功能，並察覺、解決內在的緊繃問題。在這個過程中，我們要學習如何控制身體的不同反應，這對慢性患者來說是很重要的一步，因為唯有如此才能打破可怕的惡性循環。一旦知道自己能主動參與治癒過程，背痛就會有所減輕，因為患者能即時知道自己的肌肉緊繃導致疼痛，所以更能即時做出改善。

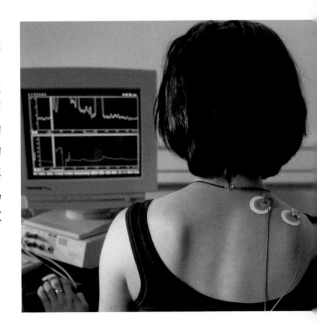

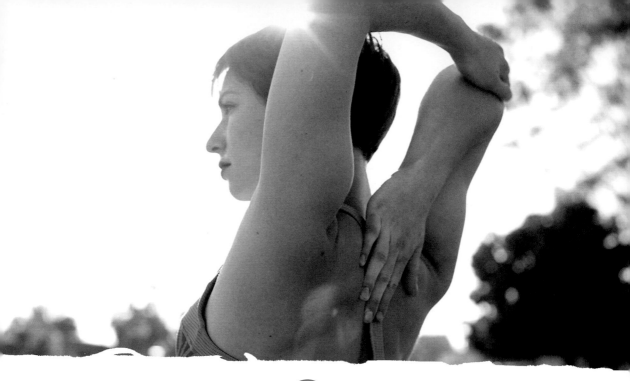

伸展緊繃的背部肌肉

疼痛的背部需要適度的運動，而不是一直保持放鬆姿勢與躺著休息，
多重模式計畫的第 1 階段可以先從適度的運動計畫開始。

看到上面的那段導言，各位有什麼感覺是什麼？或許是：「運動是我現在最不需要的東西，我連躺著都不舒服了！」或許吧，但我還是鼓勵大家在疼痛階段運動。不論用哪種休息姿勢，都會助長背痛，因為休息姿勢不僅會使緊繃更加嚴重，還會讓肌肉組織退化。目標明確的伸展練習不僅可以讓背更加強健、抗壓，還可以騙過敏感的疼痛感知，讓它認為背部已經好轉。疼痛是緊繃的警訊，肌肉組織在疼痛時會變得脆弱、失衡，導致肌肉的強直性升高，使背部承受更多壓力。這類壓力常常是單邊的壓力，像是坐著的時候因為頸部肌肉太少使用，導致肩膀向桌子前傾。於是患者的肌肉會試著透過提高肌肉緊繃程度來保持平衡，但不管肌肉再怎麼緊繃，長此以往遲早會失靈，反而使前傾的肌肉累積更多壓力。這種問題常見於肩膀肌肉、頸部肌肉、腰部區域的背部肌肉、肩胛下半部的肌肉等。因為身體自然的「自我補償機制」對未經訓練的肌

肉並沒辦法發揮太大作用,所以牽連其中的肌肉會愈來愈緊繃,結果當然是疼痛。

起身動一動

要打破惡性循環,必須透過適當計畫來伸展相關的肌肉群。別擔心,我們沒有要你練出大塊的健美肌肉,或是達成優異的運動表現。多重模式背部計畫第 1 階段的重點就是強化未經訓練的背部區塊,讓背部的支撐肌肉重新發揮維持與保護作用,減輕脊椎、關節、椎間盤的負擔。

物理治療就是開始活動

醫生常常要求背痛患者接受更長時間的物理治療伸展。患者可以在診所依專家指示進行,或是在家獨自練習,漸漸就能在物理治療中扮演主動參與的角色。就像診所的物理治療師跟我說的,很多人第一次來的時候會用充滿希望的眼神看著我們,像在說:「都靠你了。」同事只好向患者解釋:「一開始我會密切監督各位,但接下來就要靠你們自己決定想花多久的時間恢復活動力,我只

我們的祖先在打獵、採集時,能透過充足的活動來幫助身體自癒,但現在我們常常只使用單邊、甚至完全不使用某些部位的肌肉。

運動的好處

伸展計畫可以帶來的好處如下:

- 讓身體感知能力更加敏銳、強化,避免保持放鬆姿勢。
- 促進身體的血液循環,讓自癒過程得以展開。
- 放鬆、伸展緊縮的肌肉組織,打通阻塞的部位。
- 透過定時的運動來緩解疼痛。
- 讓背部支撐肌肉更強壯,使背更穩定,減輕脊椎、關節、椎間盤的負擔。
- 為背部肌肉復健,以應付每日的身體活動量。
- 提升自己的靈活度,讓整體的動作更加協調。
- 一旦在伸展性、協調性、力量方面取得進展,就能重拾對背的信任,才能改變自身的疼痛記憶。

能從旁指導。」只有靠運動，才能讓身體與疼痛區域建立起較佳的感受，也才能奪回身體的主控權。

喚醒肌肉

伸展指的是在沒有高度肌肉張力的情況下，讓肌肉和關節從錯誤、保護姿勢中開始活動、重新恢復靈活。不過在這之前，我們要先讓背與我們站在同一陣線。我們的大腦很聰明，對於太少使用的肌肉組織反應，就像是對付受保護版權的侵權情事一樣：「不常使用的肌肉／版權，不需要花費太多能量／資源。」所以說，伸展如同對全身的喚醒或記憶計畫，在計畫中你會學著活動、穩定自己不常活動的肌肉，向大腦發出這樣的訊息：「嗨～這裡還有人需要你唷！」記憶階段結束後，就是下一階段的運動計畫，能提升肌肉組織的運動張力，一步步建立肌肉強度，讓身體更強健。

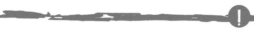

循序漸進

實證證明，大多數人只要練習 3 到 4 週，身體和運動的感覺就會大幅進步。從現在開始做 114 頁起的全身伸展計畫，一段時間後再自行或根據醫生建議，決定何時要開始第 3 階段的背部健康計畫。

你的運動、你的成功

你現在站在未來的分岔口，少了自身的參與，醫生和物理治療師都不可能取得進展。總歸到底，這是自己的身體與背，只有開始運動，物理療法才能發揮作用、取得成功。不論是在家或在診所練習，運動與否決定你是否能約束疼痛，還是只能任其撒野。如果不想讓疼痛為所欲為，就必須有所行動。

亞歷山大・舒伊爾

（ALEXANDER SCHEURER）

合格體育講師

巴特維塞雅各溫喀私人診所物理治療與推拿部門主任

遇上急性疼痛，伸展動作安全嗎？

安全，關鍵在於自己決定要練習多久。伸展運動並不是肌力訓練，而是柔軟度練習，幫助你建立對自己靈活運動的信心，進而讓身體產生正面感受。我必須和大家說，已經不知道有多少患者在伸展過後對我說：「啊～我現在知道其中的樂趣了，真的很有幫助。」他們打從心底感覺很好，可別小看這種感覺對慢性背痛患者的幫助。

不再感到無助

只要有好的伸展計畫，就能改變那種無助感。告訴自己，我一定要再次動起來，因為你是自己的主人，別讓疼痛定義自己的人生。這個計畫開宗名義就是要告訴你：「還有很多事等著你去嘗試！」

當然，還是有些人沒有太多動力運動，我的經驗是，這類患者需要心理治療師為他們提供明確的指引。但不管怎樣，成功與否取決於是否確實練習，別無他法。一旦停止練習，疼痛肯定會復發，甚至疼痛根本無法根除。

專家協助

如果沒有任何指引會讓你不安心的話，也可以尋求專家的協助，讓專家幫你矯正姿勢。但我希望大家謹記在心，如何選擇正確的建議是箇中的關鍵。「個人教練」和「健身教練」不一定是安全保證，因為他們之中仍有沒有接受過足夠訓練的偽專家。如今，有些人可能只上了一個週末的課程就能成為健身教練與執業。找這類教練只會有反效果，甚至會帶來危險，因為他們沒有具備足夠的資格與專業知識。

合格專家

你需要的是專業的物理治療師或合格、有證照學位的體育講師。有些人認為「物理治療師」的存在就是為了「協助病患」，「合格體育講師」的存在則是為了促進健康，這都是太過狹義的說詞。不論是物理治療師還是體育講師，都能根據每個人的不同情況，建立量身打造的適當計畫，並有效監督這些練習是否對背部有益。

全身伸展計畫

　　舒伊爾在接下來的 12 個練習動作中，會教大家如何讓脊椎向各個方向運動，增加肌肉的靈活彈性。在急性疼痛階段，每天都要執行伸展計畫，短時間內應該不會有什麼問題，因為練習動作只需要 10 到 15 分鐘。也可以把練習時間多延長幾分鐘，如果覺得哪個動作做起來感覺特別好，不妨多做幾次。最好在早上起床後立刻練習整個計畫的每個動作，為新的一天準備好滿滿的能量，也能感受到練習帶來的愉悅。晚上練習的好處是可以在放鬆的狀態下上床睡覺，選擇白天練習的好處是，可以騙過身體裡面的疼痛怪獸，讓自己全力完成白天的工作，因為你會覺得「我的背毫無問題！」

! 你的身體就是你的教練

練習的要點是傾聽身體的聲音。身體會告訴你它需要什麼？強度多高？但如果內在有個聲音告訴你，說你完全不想練習，那肯定是不希望你復原的疼痛怪獸。

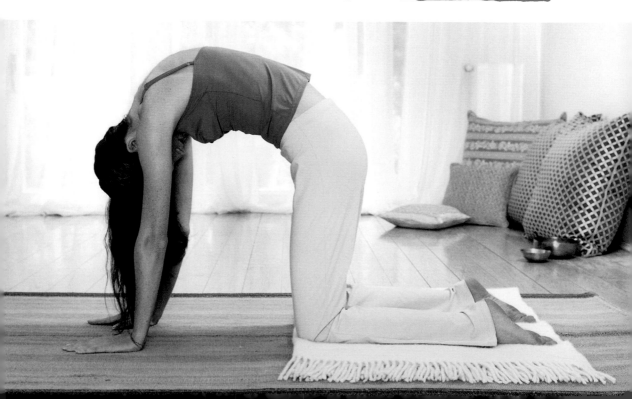

正確練習

　　從 114 頁開始，共有 12 種伸展練習，也就是完整伸展計畫。為了讓你能正確練習，每個動作都有按部就班的指示，基本原則就是慢慢地、確實地做好每個有益背部的動作，突破疼痛的界限，好好感受自己的肌肉組織。

　　在急性疼痛階段，練習時要記得不能讓疼痛惡化，雖然一開始會有些疼痛感，但那是舒服的疼痛。或許多少會有一點不舒服，但要提醒自己，適當的活動對身體有益。如果症狀真的變嚴重，一定是哪邊出了錯，請和骨科醫生或物理治療師商談，有可能是練習動作做錯了，也有可能只是肌肉組織累了，因為一直在練同一個支撐背部的部位。長期以來被忽略的肌肉，終於開始使用了，當然容易出現可以察覺的反應。你要把伸展運動帶來的肌肉疲勞，也就是輕微的肌肉痠痛，看成是正面的訊號而不是病痛，對自己說：「我終於感覺到那些我從未注意的肌肉了。」

所需配備

　　這個練習很簡單，在家就能輕鬆完成。以下是伸展計畫所需的配備：

舒適的服裝：要方便、好活動，最好赤足或穿著襪子，這樣更能提升腳的身體意識。

墊子：瑜珈墊或自己覺得舒服的毛巾，要能舒適地躺著。

抗力球：在平衡練習時會用到。直徑 65 公分的抗力球一般來說適合大多數人的

我們不是超級英雄！

在急性疼痛階段練習伸展時如果覺得困難，當然可以用止痛藥來緩解疼痛（82 頁起）。在這個階段，可以服用弱效的非處方藥，像是每日 3 次 200 毫克的布洛芬，或是每日 3 次 25 毫克的待克菲那，但最好耐心等待一陣子再開始服用。我會建議病人不要一開始就服用止痛藥，等過個 7 至 10 天，如果還是疼痛再服藥。你的背透過練習正在慢慢放鬆，活動力也開始轉好，如果可以不依靠藥物是最好的。如果醫生正在協助你對抗發炎，你也有確實練習，那急性的疼痛症狀應該要在上述的時間範圍內有所好轉。

體型，但身高超過 190 公分或 100 公斤的人可能需要直徑 75 公分的抗力球，在運動用品店或網路上都買得到。請注意，充氣時不要充得太滿，坐在上面時，球體應該會微微變扁，練習時才不會不舒服。如果在伸展計畫中不想用抗力球，也可以用椅子替代。相較於椅子，抗力球的不穩定性會使軀幹的深層肌肉組織為了維持平衡，運動到不同的肌肉群，所以挑戰性和效果都會比較高。

背部專屬日記

也可以用背部日記來記錄訓練，比如說訓練完成時可以記下訓練的持續時間、內容、疼痛狀況、整體狀況等。最重要的是在計畫開始前，設定一週的目標，告訴自己在這 7 天之中，至少要做完 7 次的完整訓練，這有助於你保持下去。說不定還能超越自己的目標與期待。你絕對不是唯一一個辦到的人！

定期訓練、練習是開始時的首要任務，
因為只有定期訓練才能為疼痛畫下句點，
急性疼痛階段的伸展計畫也是如此。

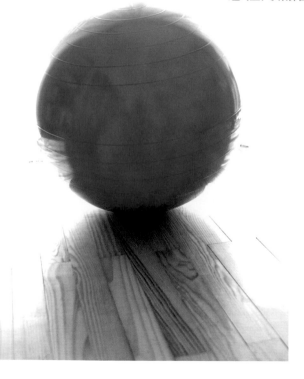

善用鏡子，確認動作正確

可以的話，一開始最好在鏡子前練習，以確實控制自己的動作，必要時還可以修正動作。或是請另一半或朋友錄下訓練時的影片，然後在練習時觀看，這樣學起來更有效，因為從旁觀的角度更能確認自己的姿勢是否正確，也才能正確執行練習。這對身體感知和接下來的訓練課程都很有幫助。

我的全身伸展計畫

用下表記錄每次的訓練活動與特定重點,至少要記下持續時間,
直到找出適合自己的頻率為止。

第 _____ 週
目標: _____ 次

日	訓練時間	練習內容	1 到 10 的疼痛程度 (見 80 頁)	整體狀況
1				
2				
3				
4				
5				
6				
7				

脊椎暖身動作

這個動作可以幫身體準備好開始伸展，
為脊椎和背部肌肉做好暖身，請重覆 10 次。

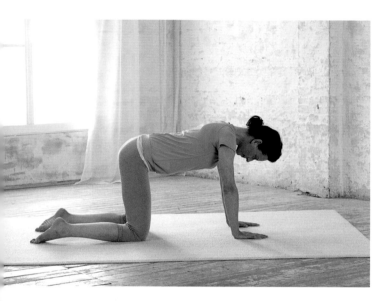

1.

慢慢、小心地進入四肢著地的
姿勢，用手臂支撐，手維持與
肩同寬。一般來說，手掌平擺
在地上會比較舒服，不過也可
以採取握拳的形式，端視個人
喜好。膝蓋和腳尖平擺在地板
上，背部與地板平行，眼睛向
下看。

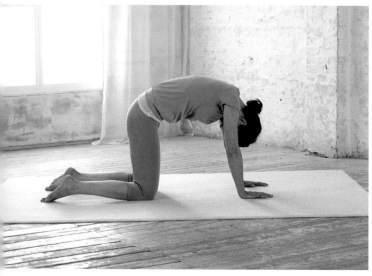

2.

想像自己的背很長很長，然後
將背拱成圓弧狀。首先慢慢將
骨盆向前傾，下巴向胸口靠
近。伸展時吸氣，拱起時吐
氣。

背部延伸動作

這個動作可以活到肩胛至骨盆的背部肌肉，而且對角線的姿勢也能提高身體的協調性與平衡感。請重覆 10 次，兩邊各 5 次。

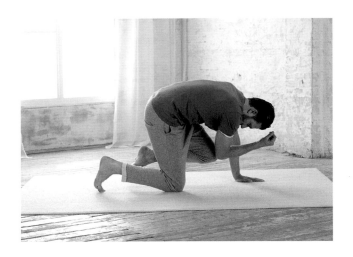

1.
進入四肢著地的姿勢。站穩後吸氣，慢慢將右手和左腳以對角線方向向身體下方縮起，直到手肘與膝蓋碰在一起。

2.
吐氣時將右手和左腳向對角線方向伸展。

3.
重覆 5 次後換成左手與右腳。

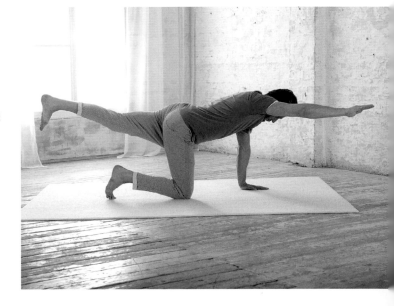

腹部肌肉運動

這個動作可以伸展與活動腹部的肌肉，
一樣重覆 10 次，兩邊各 5 次。

1.
平躺在墊子上，將腰椎輕輕向
地板出力，做這個起始動作時
請吸氣。

2.
將左手臂和右膝慢慢地以對角
線方向靠攏。手肘和膝蓋碰在
一起時開始吐氣，然後慢慢分
開。

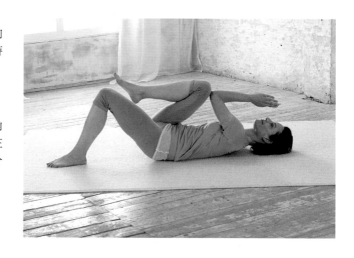

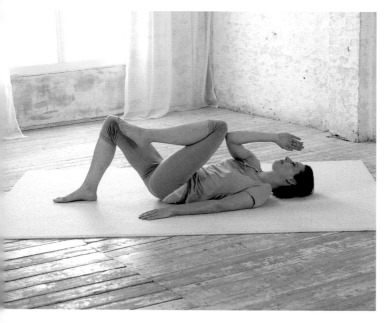

3.
現在換右手臂和左膝，慢慢重
覆同樣的動作。

軀幹肌肉協調運動

這個動作可以強化整個軀幹部位的內部肌肉協調，
同樣重覆 10 次。

1.
平躺在墊子上，雙腳曲膝，雙
腳略為分開，雙臂平放在身體
兩側。

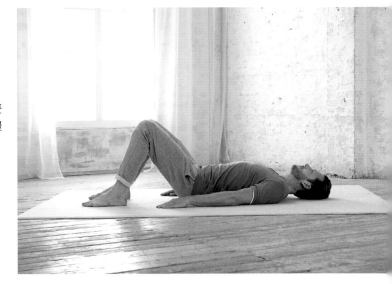

2.
吸氣時慢慢抬起骨盆。膝蓋、
髖部、肩膀在最後姿勢時會呈
現一直線。注意，不要過度伸
展骨盆。如果骨盆沒辦法抬得
太高，在水平線下也沒關係。

3.
吐氣時慢慢放下骨盆。

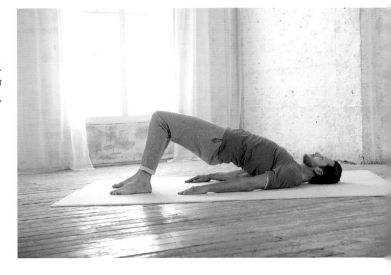

骨盆伸展動作

這個動作可以活動到薦髂關節和深層的背部肌肉組織，
一樣重覆 10 次。

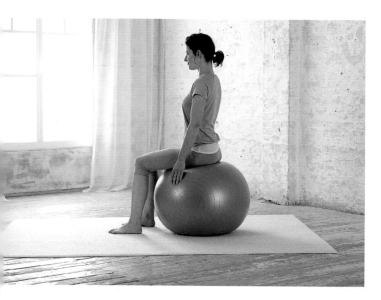

1.

坐在抗力球上，雙腳與肩同寬
平踩在墊子上。首先將脊椎打
直，就像一條向上拉緊的弦，
手平放在球的兩側。

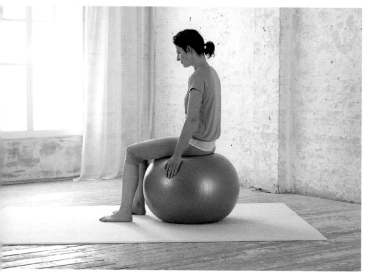

2.

吐氣，骨盆向後放鬆，背再度
呈現圓弧狀，下巴向胸口靠
近。

3.

然後吸氣，再次挺起骨盆。

脊椎靈活運動

這個動作可以活動到脊椎的旋轉力和許多負責旋轉動作的小肌肉。
請重覆 10 次這個旋轉動作。

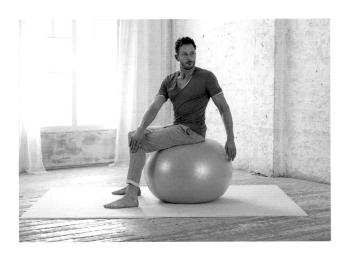

1.

在抗力球上坐直，雙腳與肩同寬平踩在墊子上。打直身體，將身體想成向上拉直的一條弦。

2.

上半身小心地向左旋轉，直到右手可以放在左膝上為止。旋轉時吐氣。

3.

然後一邊吸氣一邊轉回起始姿勢，接著慢慢朝另一個方向轉。

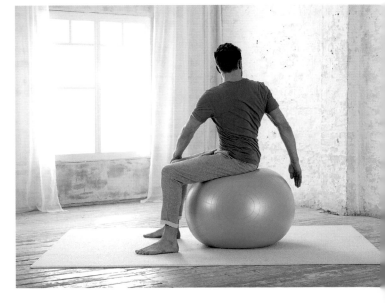

脊椎放鬆動作

這個動作可以啟動脊椎原本的放鬆與彎曲功能，請重覆 10 次。

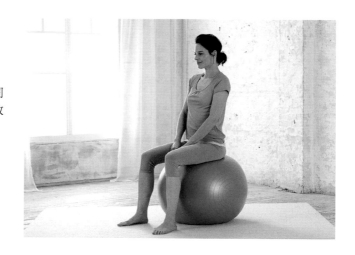

1.
在抗力球上坐直，雙腳與肩同寬平踩在墊子上。雙手輕鬆放在兩膝之間。

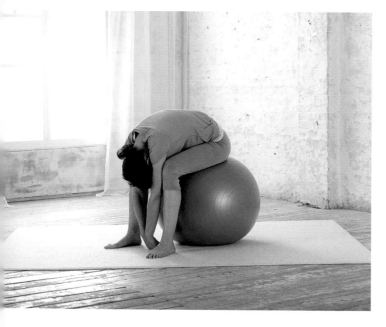

2.
上半身慢慢向前傾，背部漸漸拱成圓弧狀，雙手垂放至地板，下巴向胸口靠近，做這個動作時請吐氣。

3.
一邊吸氣一邊慢慢將身體向上拉起，由腰椎來帶動這個動作。

背部完全伸展動作

這個動作可以伸展負責讓背部打直的背部伸展肌，
以及背部兩側負責固定下軀幹區域至肩膀處的背部肌肉。
這個練習共分為兩部分，各個姿勢請停留一段時間。

1.
跪在墊子上，將臀部往腳跟的
方向靠近。骨盆向後靠時，上
半身向前並向下靠，雙手向前
伸展。

2.
保持這個姿勢 20 至 30 秒，過
程中以自己舒服的頻率呼吸，
切記不要憋氣。

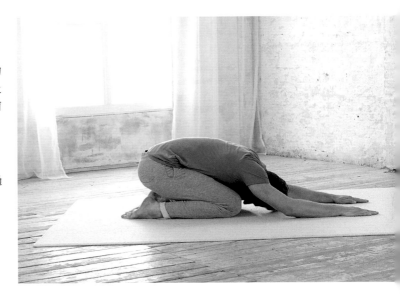

3.
慢慢將手縮回，然後向後方移
動，身體捲成圓弧狀。

4.
這個姿勢一樣維持 20 至 30
秒，以自己舒服的頻率呼吸。

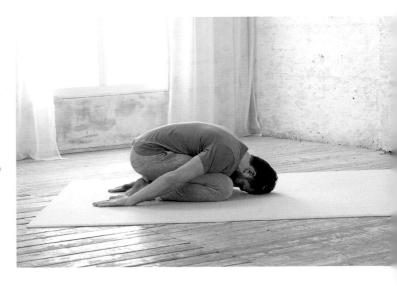

後大腿肌伸展動作

這個動作可以伸展到特定的肌肉群，該處常因長時間坐著而縮短，
長此以往可能導致骨盆移位。請在最後姿勢停留一段時間。

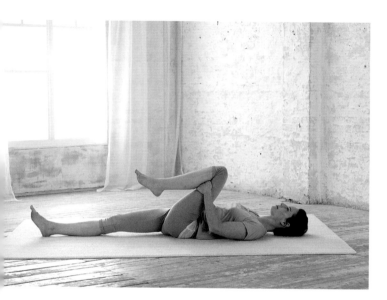

1.
平躺在墊子上，後背在整個練
習的過程中都不可以離開墊
子。

2.
慢慢抬起左大腿，然後用雙手
稍稍地讓膝蓋向上半身靠攏。
固定雙腳，腳尖和膝蓋盡可能
朝向同一個方向。

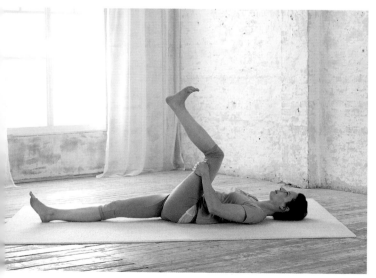

3.
接著將小腿盡量向上伸展，維
持這個動作 20 至 30 秒。

4.
然後慢慢將左大腿放下，換成
右大腿。

5.
以自己舒服的頻率呼吸，切記
不要憋氣。

臀部肌肉伸展

臀部肌肉常因運動不足或長期維持坐姿而萎縮，
導致髖部或骨盆問題，然後影響到整個背部。
這個動作一樣請在最後姿勢停留一段時間。

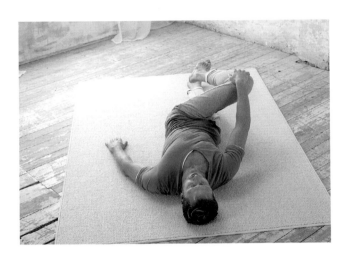

1.
平躺在墊子上，手臂張開輕鬆
放在身體兩側。

2.
抬起左大腿，用右手抓住膝
蓋，以對角線方向將膝蓋向右
側拉，停在這個位置 20 至 30
秒。背部和肩膀不可以離開地
板。

3.
將大腿放回原本位置，另一邊
重覆同樣動作。

4.
整個過程中以自己舒服的頻率
呼吸，切記不要憋氣。

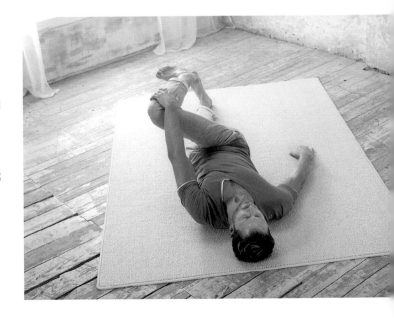

軀幹完全伸展動作

這個動作可以伸展、放鬆整個背部與胸部的肌肉，如果沒辦法立即做到，
慢慢來也沒關係。肌肉的伸縮彈性會慢慢變好。

1.
平躺在墊子上，雙膝彎曲。

2.
將右腳掌放在左膝上，盡量把
膝蓋向下壓，直到膝蓋向右側
倒下。左手越過身體向上伸
直，讓膝蓋與手臂呈對角線。
肩膀不要離地，身體自然稍微
向左側伸展。

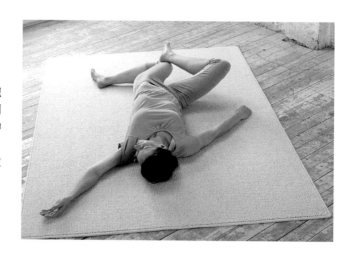

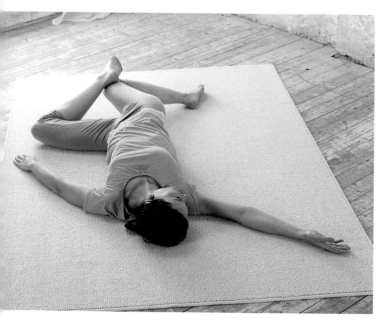

3.
這個姿勢維持 20 至 30 秒。

4.
然後慢慢回到原本的平躺位
置，換邊做同樣動作。

5.
整個練習過程中以自己舒服的
頻率呼吸，切記不要憋氣。

髖部伸展動作

這個動作可以伸展前大腿肌和萎縮的髖關節屈肌，進而增加骨盆的活動力。
做這個動作時，以自己舒服的程度伸展，盡量拉伸，但不要讓自己感到疼痛。
多練習幾次，肌肉的伸縮彈性會慢慢變好。

1.
腹部朝下平趴在墊子上，大腿
伸直，前額舒適地放在左手前
臂上。

2.
抬起右邊小腿，用右手拉抓住
腳掌拉至臀部。如果手無法拉
到腳，可以用毛巾勾住自己的
腳踝，然後手拉毛巾。骨盆不
要離開墊子。

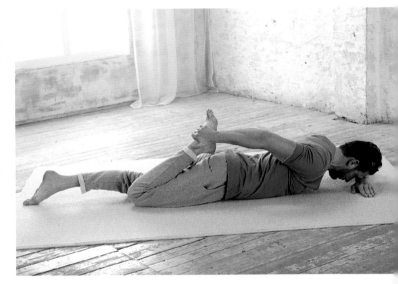

3.
20 至 30 秒後，讓大腿再次伸
展，接著換另一邊重覆同樣動
作。過程中以自己舒服的頻率
呼吸。

4.
如果沒辦法趴著，也可以用側
躺的姿勢。注意，膝蓋、髖
部、肩膀應該呈一直線。

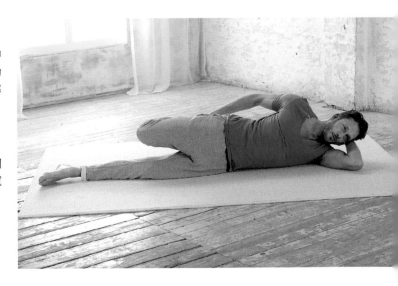

走離疼痛

走路是最原始的運動，人類從千百年前就開始用雙腳移動。但隨著時代進步，這種自然的移動方式逐漸由其他東西取代，我們每天早上搭電梯到地下室取車，開車去工作，然後在辦公室坐上 8 到 10 小時，晚上又坐在沙發上看電視放鬆。背痛的人通常更少走路了，很可能是為了逃避疼痛，結果卻往往背道而馳。現在各位已經知道太過放鬆會帶來負面效果，因為休息、缺乏運動等同保護姿勢，進而使肌肉更加緊繃，演變成肌肉萎縮。逃避心態則讓疼痛患者漸漸遠離生活的樂趣，專注於疼痛，使疼痛更加惡化。

祕密武器：散步

走路可為腰椎部位的疼痛帶來自然的物理療效。以色列台拉維夫大學的研究人員發現，一週只要 3 次 20 到 40 分鐘的散步就能產生足夠功效。在該研究中有 52 名受試者，年紀落在 18 到 65 歲之間，都有腰椎區域慢性疼痛的問題。

受試者分為兩組，一組完成為期 7 週、每週 2 到 3 次特定的下背部肌肉訓練，由物理治療師提供專業指導；另一組純粹只接受走路訓練，訓練時間一樣是 20 至 40 分鐘。兩組受試者的健康狀態都明顯好轉。研究負責人卡斯洛伊特博士（Dr. Michal Katz-Leurer）表示，這證明走路跟背部訓練一樣有效。

走路是萬靈丹

也就是說，午休時的一般散步就能治療背部，能對背部產生幫助，簡單、快速又有效，而稍微激烈一點的快走則更有幫助。瑞查茲博士（Dr. Barbara Richartz）是我們診所心血管部門的主治醫生，她做出的總結是：「其他運動不會像走路一樣動到這麼多肌肉，騎單車只會運動到 35% 的肌肉，慢跑是 70%，但走路就像四輪驅動，會用到 90% 的肌肉組織。」

❗ 每步都算數！

有些人比較不喜歡運動，但還是有很多其他的伸展機會。每天盡量善用每次走路的機會，像是用爬樓梯取代坐電梯，從捷運站走回家而不要轉車、走路而不是開車去買生活用品，吃完午飯或晚飯後稍稍散步一下。

重點在於，固定運動是控制內在野獸的最好辦法！養成每天散步的好習慣，從頭避免任何的怠惰或軟弱。

換句話說，定期輕鬆的散步或快走宛若無所不能的萬靈丹，不僅可以調整支撐肌肉與運動肌肉，還能調整整個身體結構：

- 加強血液循環、緩解緊繃
- 活動、增強背部肌肉與脊椎關節
- 強化支撐與維持肌肉的承受力
- 增進骨骼強度
- 訓練心血管系統
- 增進免疫力

- 有助減輕體重
- 預防中風與心肌梗塞
- 轉移自己對疼痛的注意力
- 放鬆身體
- 使身心愉悅

把死神拋在後頭

對於目標明確、行動迅速的步行者來說，更能享有額外的好處。澳洲雪梨康科爾醫院的一項研究結果顯示，只要在走路時加入一點節奏，有助於延年益壽。根據該研究的研究人員計算，死神的平均移動速度是每小時 2.9 公里，最快不會超過每小時 4.8 公里。聽起來或許很可笑，但背後有嚴謹的研究支持。該研究記錄了超過 1,705 位、70 歲上下男性的步行速度，研究期間用碼錶測量、觀察時間長達 5 年。研究對象的每小時平均速度是 3 公里，在 5 年的過程中，共 266 位研究對象過世，其中沒有任何一位的每小時速度超過 5 公里；研究人員還從記錄中發現，平均速度較高的研究對象通常也有較高的平均壽命。也就是說，走路不僅對背部有幫助，而且走得愈快就能把死神拋在後頭。

讓雙腳不受束縛

喀奈普（Sebastian Kneipp）牧師一百多年前建議的療法，至今仍然適用，也就是赤足有益健康且能強健背部。我們的腳天生就能適應些微不平的地形，可以像鎖鏈一樣帶動身體、保持平衡。為了維持平衡，我們的腳掌、軀幹和整個身體的肌肉都會出力，所以從現在開始，請盡量在石頭、草地、沙地上走路，或是穿專業的裸足鞋溯溪或赤足在平衡墊上練習。我們診所設有專供患者使用的散步花園，設有各種步道，以及赤足散步區。如果你有自己的花園，也可以規劃一個赤足區，用鵝卵石或大石頭、沙子、植被、冷杉球果佈置。

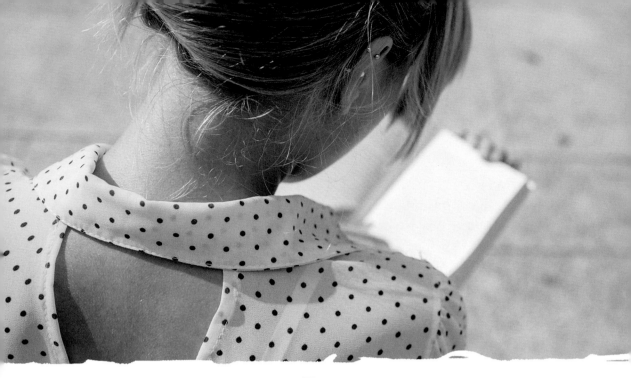

Ch4

檢視自己的背痛

本章將踏入多重模式計畫的第 2 階段，這時你的急性疼痛已有所緩解，接下來就是要探究導致疼痛的真實原因。

購買本書時，你可能已經試著解決自己的疼痛問題很久了，所以希望多重模式背部計畫可以幫助你從不同層面對抗疼痛。從行為層面來說，「為自己做出改變」特別是指用適當的方式仔細檢視自己的生活型態。提出問題跟想出答案兩者同樣有效，都能喚醒自己的好奇心、排除不愉快的想法，進而深入探究自己的背部問題，用全新的觀點查看自己的思考模式與生活型態。提出問題讓你可以開始積極面對生活，著手處理之前一直忽略的問題。

和背好好說說話

要找出可能導致背痛問題的社會心理因素，並不一定需要與治療師談話，但光靠書中的說明也不一定能代替治療師，這時不妨運用塞布拉博士開發的問題集（131 頁），不管是偶爾或在整個治療過程使用，都能有效帶來幫助。我

們希望你透過這些問題，開始內省、釋放自己和背部，就像一場「自我治療對話」。

關鍵在於敞開心胸

唯一的前提是，在這整個過程要保持心胸開闊，發現任何線索或解決辦法，都要盡力嘗試。大部分的人都能察覺自己是否誠實以對，或是有所欺瞞，所以在對話中要坦然面對自己的背，或是更準確地說，面對自己的背痛。一旦找出原因，就能仔細想想其導致了哪些後果，以及該怎麼解決。

有效途徑

雖然內在對話很重要，也是最好的解決辦法，但根據我和同事在診所的看診經驗，讓我們不禁擔心，患者通常會選擇較為迅速的解決辦法。對某些患者來說，詢問生活環境的相關問題或許會讓他們感到不舒服或受到威脅，因為會讓他們開始思考之前從未想過、甚至不願意去思考的一些問題；多年來他們可能已經建立起一套逃避策略，拒絕面對內心的恐懼，所以為了快速獲得解脫，自然就會選擇一開始看起來最簡單、有效的辦法，像是服用止痛藥或打針，而非深入探究自己的病因。可惜的是，這麼做什麼也改變不了，因為止痛藥或開刀都不能改正心理影響因子或疼痛記憶，唯一對抗的只是症狀，而不是病因。

背部現在需要你的關心，用不了多久你就能獲得緩解疼痛的回報。

追蹤專家

行為療法是多重模式疼痛治療的一環，由醫生決定是否執行，提問是該療法的典型工具。心理治療師在某種程度上就是提問兼追蹤專家，可以針對症狀與疼痛追根究柢。心理治療師知道，患者只要花上足夠的時間思考，就能知曉疼痛的成因與使其惡化的原因，所以在過程中，需要透過不同的提問來助患者一臂之力。

別擔心，治療過程並不是要一路追溯到你出生的時候，而是要找出在疼痛持續的時間內，採取了哪些疼痛管理策略，重點在於了解疼痛感知與疼痛形成之間的複雜關係。

以長期持續背痛的病例來說，疼痛的形成也與大腦脫不了關係。面對肌肉緊繃所導致的疼痛，我們必須從心理層面下手，才不會落入逃避心態的陷阱。提出問題有時會讓人感覺倍受威脅，因為一旦真實的答案浮現，一切就會跟以往大不相同。大多數人都不願面對自己不清楚的事，走向未知的領域可能會造成部分後果，甚至可能是不舒服的後果。

和背當好朋友

如果希望啟動背部自癒，不妨將提問視為一種工具，排除任何的不確定性，找出導致自己疼痛的多重原因。背是你真正的朋友，從出生到死亡都持續支持著你，盡最大努力排除加諸在它身上的壓力，不論發生了什麼事，都試著調整、適應。所以請學著好好認識自己的背，最終目標就是和背成為好朋友。

提出問題

在背部日記中回答下一頁的問題，可以按順序提問，或是從中選出自己最想討論的問題。有些問題或許會讓心情受到影響，覺得不安或生氣，但也能帶來極為寶貴的線索，找出為什麼一個簡單的問題會引發這麼強烈的情緒反應。沒有錯誤的答案，因為每個答案都是追尋線索的一部分。這麼做不是要你評估自己的狀況，而是要蒐集自己的相關資訊，才能學著提升自己的生活品質，並認識自己的極限。

保持正向思考：
在最好的情況下，背痛可以讓你不會成為慢性疼痛患者。

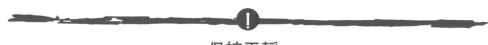

保持平靜

在多重模式背部計畫中，要一步一步慢慢來，善用 94 頁起的幾個放鬆技巧，有意識地保持平靜有助自我反思。

背部問題集（1）

這些問題可以幫助你了解自己的背部問題。
最好找一段不受打擾的時間，好好感受這些問題對自己產生的效果，
以找出最真實的答案。

- 背痛持續多久了？
- 症狀從什麼時候開始？當時的生活條件是？
- 在什麼情況、條件下，背痛最為嚴重？
- 在哪些日子狀況最不好？
- 在哪些日子狀況最好？
- 每天有多常想到疼痛？
- 症狀出現時，你會採取什麼行動？其中最想放棄哪些做法？
- 哪些情況會強化疼痛症狀？
- 情緒會受到多大的影響？
- 為什麼在某些情況下會背痛？某些情況下又不會？
- 想想看，自己的背痛是不是跟恐懼或憂慮有關？
- 你能承受生活受限到什麼程度？
- 你能承擔哪些沉重壓力？哪些煩憂在短期內承受是沒有關係的？
- 可能發展出哪些疼痛記憶的症狀？
- 要如何管理在大腦生根的疼痛？
- 你是如何和疼痛共處這麼久？
- 強烈疼痛出現時，哪些技巧可以幫助你？
- 你會和誰討論自己的疼痛？會和自己信任的人說什麼？
- 你覺得要抱持什麼想法才能減緩疼痛？
- 你認為自己背痛的原因是什麼？
- 之前曾希望哪些正面措施與活動能幫助你緩解疼痛？效果如何？
- 在面對自己的背部問題時，你的直覺怎麼說？
- 你對解決自己的背部問題有什麼想法？
- 你覺得可以幫助自己好轉的第一步是什麼？

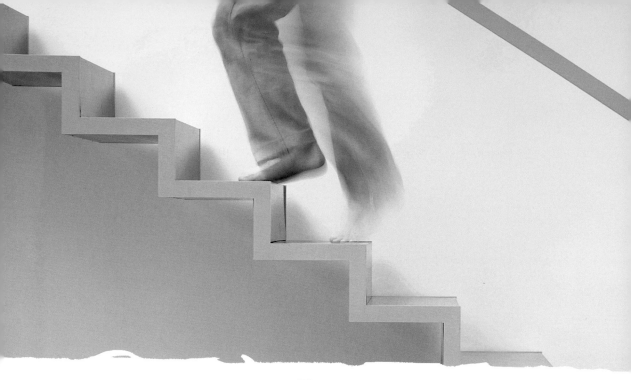

Ch5

淡化疼痛記憶

運動能為身體帶來正面感受，但光是如此並不足夠，
還得搭配其他做法才能改寫疼痛記憶。

如前所述，恐懼對疼痛管理非常不利。長時間承受背痛的患者，身體和情緒層面都會發展出保護姿勢與心態，進而導致身體姿勢不良、逃避可能會造成疼痛的活動、壓力承受度變低、時常請病假、不願參與社交活動等。背痛患者的日常生活樣貌通常會避免搬抬重物；沒有長期安排，因為不確定自己的背到時能不能配合；隨身帶著止痛藥物，因為不知道疼痛何時會發作；買了高階的人體工學椅與楔形枕頭來用，但疼痛一點也並沒有好轉；步態通常有點緊繃；完全不運動，不斷擔心會發生什麼永久性損傷；常常心情不好，對未來充滿憂慮；同事發現他連續好幾個星期都請了很多天的病假。聽起來似曾相識嗎？如果是的話，那真的是時候想想其他辦法了！

忘記疼痛，享受生命中的美好

「愉悅療法」是多重模式背部計畫的重要基石，也是行為療法中經實證有效的治療方式之一。長期受背痛所苦的人會漸漸將自己的注意力放在疼痛帶來的惱人感受；反之，懂得享受的人會盡可能體驗所有的感官感受，包括放鬆與滿足感，從中找出對自己有幫助的事，創造正面感受，進而成為背部自癒力的泉源。有些人會因為一頓美食或一杯好酒感到愉悅，有些人喜歡在溫暖的夏夜散步，或是去海邊玩水，也有些人熱愛古典樂或刺激的偵探片。不論喜歡什麼，讓生活充滿大大小小的美好事物就對了。

以愉悅轉移對疼痛的注意力

馬堡大學的愉悅研究人員暨心理學家路茲博士（Dr. Rainer Lutz）表示，疼痛患者如果能將注意力放在正面的事物上，就能在一段時間內體驗沒有疼痛的感受。路茲醫生已有多年應用愉悅療法的經驗，他相信愉悅是我們能夠擁有，甚至是必須擁有的一種狀態，只要我們學會享受愉悅，就擁有更多力量面對每日的挑戰，因為愉悅可以促進背部健康。

放手享受愉悅

可惜的是，很多人無法放手享受愉悅，認為這麼做等於浪費時間、安逸、軟弱、奢侈、懶惰。有些人則認為愉悅療法並非真正的醫學，有些人光聽到放縱享樂是背部治療的一部分就會皺眉。但請先不要急著生氣，目標明確的物理練習能夠為身體的活動能力帶來正面經驗，愉悅計畫則能啟動和促進感官感知能力，創造正面感受，讓生活不再只剩下疼痛。面對這些批評聲浪，不論來自外界或內在，你都要說：「對，沒錯，為了擊敗疼痛，自我照護和愉悅是我的兩大戰友，更何況正面情緒也有助於讓我們打從心底感到舒適和快活。」

你是否有好好享受生活？

你見過生活中愉快的那一面嗎？像是好好放鬆、鬆懈一下、寵愛自己、體驗生活，不要淨想著責任和義務？你有好好享受生活嗎？你多常體驗這種時光？

馬利安・塞布拉博士

（ DR. MARIAN CEBULLA ）
心理學心理治療師暨疼痛心理治療師
特維塞溫喀私人診所身心失調、心理治療與疼痛治療專科
慕尼黑馬力安諾維奇診斷治療醫學中心

愉悅有助改善背痛嗎？

　　愉悅能為慢性背痛的治療過程帶來正面影響，因為患者一旦感到愉悅，便會把注意力放在正面、美好、舒適的事物上，因此能夠改變自身的觀點，眼中不再只有疼痛，進而更加照顧自己。因疼痛而無法讓自己享受愉悅是不可低估的風險因子，其影響力跟無助感一樣強大，像是失去主控權、生活中的重大事件或天生的基因問題等。你知道嗎？無法享受愉悅感的人會身心失衡、心情低落。

認識、化解心中的抗拒

　　很多人對於愉悅這個主題感到抗拒，因為我們從來沒有學過，父母從未這樣生活，當然更沒有教過我們放手享樂有多麼愉快，甚至還有人會說，身為成年人不應該把心思放在享樂上。處於一段不愉快的戀情，就不可能感受到快樂，也無法花心思經營關係。如果大家不重視全家人有沒有聚在一起吃飯，那共進晚餐當然也不會讓心情愉快。我想和大家分享的是，愉悅對我們有益，大部分的情況並不是生活中沒有值得我們高興的事，僅僅是我們沒有認真去感受而已，甚至可能只是因為我們從來沒有體會過這種感受。

學會愉悅、忘記疼痛

　　現在開始並不遲，你可以慢慢提升自己享受愉悅的能力，全心擁抱愉悅，幫助自己忘記疼痛。如此一來，便能騙過自己的疼痛記憶，因為我們大腦最棒的特質不是學習，而是能夠遺忘。

感官體驗相關建議

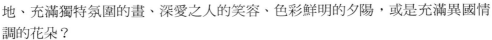

回想一下，哪些香氣讓你印象深刻？孩子身上的味道、剛洗好的衣服、香氣濃郁的玫瑰，還是涼爽的海風？

嚐過哪些味道讓你感到滿足？甜蜜的吻、鮮嫩的鮭魚、香甜的巧克力，或是香醇的紅酒？

哪些聲音、字句、音調讓你感到舒服？音樂、小嬰兒的咕噥聲、雨水打在窗戶上的聲音，或是含蓄的讚美？

看過哪些美好事物？春天繁茂、鮮豔的草地、充滿獨特氛圍的畫、深愛之人的笑容、色彩鮮明的夕陽，或是充滿異國情調的花朵？

哪些東西讓你覺得觸感特別好？貓咪柔軟的身體、嬌嫩的花萼、密織的布料，或是雙親肌膚的觸感？

7大愉悅守則

愉悅不是老人家才要思考的問題，跟消費、金錢或奢侈也沒有關係。我們

 ## 全心感受愉悅

正面思考會在大腦中形成美好的圖像，讓人可以藉此對抗心中的不愉快和負面疼痛感受。試試看，想想自己的孩子或深愛的人，眼前馬上就會浮現他們的笑臉。下面的想像練習能幫助你喚醒自己的感官、創造正面的圖像，取代疼痛的感受，晚上睡前也可以練習：

01.找一個安靜的地方，花幾分鐘的時間放鬆心情、慢慢深呼吸

02.喚醒自己的每個感官，好好感受這個世界，包括味覺、嗅覺、聽覺、視覺、觸覺，找出自己最喜愛的感官。

03.現在閉上自己的雙眼，從生活中的記憶找出好的感官感受，包括每個感官感受過的經驗。從自己最喜歡的那一個開始，想像每個感官體驗，盡可能地生動、清晰，一個接著一個。享受這個舒適的圖像之旅，盡情沉醉其中，上述的建議或許可以幫你找到一些靈感。

練習後感覺如何？應該感覺不錯吧，因為大腦現在充滿了愉快的感官圖像，所以不會想著疼痛這件事，這就是我們想要達成的效果！

一定要做好準備，提升自己享受愉悅的能力，所以最好要經常練習，對我們肯定會有很大的幫助。從現在開始，不要讓愉悅時光只是意外的驚喜，而是要在生活中好好計畫，像在安排重要約會一樣。路茲醫生在他的系列研究與治療計畫「愉悅小學」（Kleine Schule des Genießen）中，制定了7大愉悅守則：

1. 愉悅需要時間：壓力是愉悅的天敵，如果你不懂得花時間好好感受美好時光，那就不可能會花時間感受愉悅。

2. 允許自己享受愉悅：只要願意對自己好，沒有人可以說不行，因為你是自己的主人，只有你知道怎麼做對自己和背最好。

3. 愉悅不是過眼雲煙：我們接收與處理資訊的方式有其限制，如果同時間有太多事物在進行，就會無法好好體驗每個感官感受，所以愉悅的效果就等於零。

4. 找出對自己好的事：味道有千百種，請慢慢嘗試，從中找出自己最感興趣、最偏愛的味道，自己不喜歡的味道，不可能帶來愉悅的感受。

5. 少即是多：愉悅重質不重量，只有這樣才能避免過多的感受，從不同的享受時光中找出最特別、最全心投入的部分。

6. 沒有體驗、沒有愉悅：也就是所謂的「讀萬卷書不如行萬里路」。享受愉悅意味著用每個感官好好感受，從中創造愉快的體驗，重點是享受的過程，而非結果。

7. 將愉悅融入日常生活：不要被動等待讓自己開心的意外驚喜，而是要在每天的日常生活中找出讓自己感到愉悅的事物。你覺得生活中沒有任何值得享受的事嗎？那不妨讓自己的大腦戴上一副樂觀的眼鏡，然後好好觀察自己的生活。

健康儀式

把個人的快樂時光變成一種儀式，提升自己享受愉悅的能力，養成每天不斷重覆的習慣，而不是偶爾為之，這樣才能讓自己持續保持心情愉快。在覺得壓力特別大的時候，想想充滿愉悅的時光，幫助自己度過難關。

與朋友共享

享受生活中的美好事物時，人總是不嫌多，所以和朋友一起享受愉悅吧！

我的私人愉悅時光

愉悅是很私人的事,所以請在接下來的幾天,
花時間想想生活中讓你感到愉悅的事,
然後記下自己的前10大愉悅時光:

1.

2.

3.

4.

5.

6.

7.

8.

9.

10.

　　想想前面愉悅守則的第3點:「愉悅不是過眼雲煙」。從現在開始,每天找出大概 20 分鐘的時間,想想可以排進前10大愉悅時光的事,如果記在行事曆上有幫助的話,這麼做也無妨,星期日就先規劃好下週的時間。在背部日記中記下每個愉悅時光,不論是意外驚喜還是安排好的計畫,以及它們對自己和背有什麼幫助。

勇於活動

科學記者弗約頓（Frederik Jötten）在其著作《太多背痛、太少答案》（*Viel Rücken, Wenig Rat*）中，以詼諧幽默、坦誠直白的語氣，講述自己近10年的長期背痛問題，在治療的過程中，他親身經歷了許多深奧難懂的療程，讓他心中充滿疑惑，因為儘管他試了許多療法，背痛還是沒有解決，而且很多患者都和他有同樣的問題。

真相大白

經歷了 8 年漫長疼痛後，NVL 一場以治療為主題的演講讓約頓恍然大悟，原來他接受了過多的治療，不然醫生或許真的能幫到他。長達 8 年，他連夏天都穿著護腰，以免腰部承受多壓力，隨身帶著楔形枕頭與止痛藥；從這些行為可以看出，他有多努力避開疼痛，也因此讓疼痛有時間在大腦中慢慢生根。

在治療疼痛的過程中，德瑞克終於明白疼痛與大腦之間的關係，因此能從不同層面著手改變自己的保護姿勢。他的結論是，鑲嵌物、注射或手術等被動治療的功效都比不上自己主動的活動。

誰才是身體的主人？

深受背痛所苦的人不只會出現外在的保護姿勢，內在更會出現保護心態，接著啟動退縮心態。就像憂鬱症，常常受疼痛所苦的人會變得不願意冒險，陷入心理陷阱：「我不能……」、「我不能去看電影，因為背痛讓我根本不能專心。」、「去跳舞？我的狀況這麼差，還是待在家就好。」如果這些句子聽起來很耳熟，那就是你讓疼痛成為自己身體的主人了。我們不能改變過去，但卻可以改變未來，只要積極活動，就能重新奪回主控權，然後逐漸改寫疼痛記憶。

**逃避不會讓你遠離疼痛，反而會強化疼痛，
更會增加演變成長期疼痛的風險。**

逃避有百害無一利！

預期疼痛的心態會導致逃避行為。這種錯誤想法最致命的一點在於，缺乏足夠運動會對肌肉組織會造成極大的傷害。除此之外，不願活動的心態會變成一種對疼痛的回饋，對大腦來說是負面的強化。

積極正向的背部故事

要想逆轉大腦中的自動逃避機制，就要用成功的經歷與之對抗。從現在開始，不要再屈服於對疼痛的恐懼，而是要多多蒐集正面的背部故事。舉例來說，如同做一幅背部拚貼畫，記下心中的每個想法，再從中找出哪些想法對你有好處，哪些想法可以讓你產生保健的動力。如果做好這個步驟，自然就能打造出完全正面的圖像。保持積極正面，盡力去做自己喜歡的事，讓自己專注於其他的事，不要只想著自己的病痛。我們都知道，轉移注意力是對抗疼痛最有效的策略，所以請善用這個能力！

 ## 背部拚貼畫

製作自己的背部拚貼畫，從現在開始，讓它成為健康的力量泉源：

01. 準備一張 A3 大小的硬紙板和一些自己喜愛的雜誌，在裡面找出給你健康、活力、冒險、享受、樂趣等感覺的圖片和景色。
02. 剪下讓你產生共鳴的圖片、一直想做但不敢嘗試的事、因為背部問題再也不能從事的活動等。
03. 將圖片貼到硬紙板上，創作出一幅吸引人、氛圍獨特的拚貼畫，一幅專屬於背部的未來景象。
04. 把這幅畫掛在明顯可見之處，隨時可以欣賞，讓它成為圖像化的精神糧食，每天為情緒補充正能量。在參加多重模式背部計畫的過程中，如果感到心情低落，就看看這幅拚貼畫，想想美好的未來，讓正面圖像深深印在腦海中。

 ## 正面積極

正面積極有雙重回報，不僅能加倍對大腦的正面影響，還能為背部創造出持續不斷的正面循環。

01. 在背部日記上列出因為背痛放棄的活動清單，像是與另一半親熱？享受大自然？與朋友出門？逛街、運動、看電影？規劃未來？健身？園藝？
02. 接下來就是額外獎勵：只要勇於嘗試拚貼畫或清單上的任何一項活動，就可以用自己喜愛的事物獎勵自己。
03. 如果你可以無視自己的背痛，盡量減少自己的逃避行為、不帶止痛藥出門或是來個長時間的散步，一樣可以好好獎勵自己。

不要太過小心翼翼

很多背痛患者在進行下方的「鄰居花園中的櫻桃」練習時，都會擔心自己的疼痛惡化。大腦不斷發出「注意！小心！」的警訊，這當然不會對身體造成傷害，但光是預期可能會出現疼痛，就有可能會使疼痛惡化。這種逃避行為完全沒有好處，反而會讓你無法享受到美味的櫻桃唷。

永遠抱持希望？

改寫疼痛記憶不能光憑想法與希望，還要靠治療與活動。疼痛記憶的運作邏輯是，將背部視為敵人並不斷與之作戰，所以只要透過正面的活動，就能讓大腦開始「重新思考」，因為你創造了舒適的全新經驗。

同時間，也要保持正面積極，相信自己可以找到一位讓你擺脫疼痛的人。醫生可以解決急性疼痛的問題，接下來就要看你自己的表現了。希望並不能讓你重新奪回對疼痛的主控權，因為希望是被動的，而且很容易受到外界的影響。當我們學著避開疼痛時，也漸漸適應疼痛的存在，在這個過程中，開始與自己的背建立正面關係，從敵人變成朋友，這也算是一種收獲，不是嗎？

鄰居花園中的櫻桃

讓人會心一笑、啟動活力的練習：

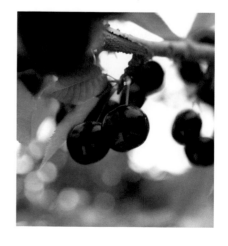

01.請想像下列情境：你現在大約十來歲，有天突然發現鄰居家的櫻桃樹，樹枝長到了街上，看見上頭深紅、令人垂涎欲滴的成熟櫻桃，舌尖幾乎可以嚐到那香甜、濃郁的櫻桃汁，根本就是一場味蕾饗宴！只要伸長手就能摘下那些櫻桃……

02.現在請站直身體、伸出自己的手，就像要摘櫻桃一樣。不過，最好的果實都掛在最高的枝頭上，所以你踮起了腳尖，把手伸地更高去摘。感覺如何？

積極排解壓力

當我們感受到緊張與壓力時，會發生什麼事？我們的大腦和身體中的演化機制會開始運行，這種原始本能曾幫助我們的祖先在面對緊急狀態時，快速對危險做出反應。這時身體會釋放出壓力荷爾蒙，也就是正腎上腺素，進而引發身體下列的反應：

- 血壓上升
- 心跳加速
- 大腦活動增加
- 供氧量加大
- 免疫系統受到刺激
- 肌肉組織明顯獲得更多養分
- 暫時停止次要系統的運作，例如消化系統

沉重的壓力

石器時代的人在野外遇到老虎時，這種神祕的緊急能量可以救自己一命，但持續分泌壓力荷爾蒙對身體卻有害。當我們感到壓力時，像是因為高速公路塞車所以累積了一堆工作，或是被工作壓得喘不過氣，都會對背造成傷害，特別是當下自己已深受背痛所苦的時候。

當我和患者討論這個概念時，常常聽到：「但壓力不一定是壞事啊。」沒錯，

 心理遊戲

假設奇蹟發生，背痛一夜之間消失了，你覺得會有什麼不同？現在拿出自己的背部日記，花些時間回答下列問題：

01.隔天一早，你注意到自己有什麼不同嗎？

02.有什麼其他的想法與感受？

03.不再有背痛問題後，現在想做些什麼其他的事？

04.擺脫疼痛後，可以不用再做什麼事了？

05.身邊的人（家人、朋友、同事）隔天有沒有注意到你哪邊不一樣了？

06.在人生中你是否曾經有同樣的美好感受？還記得起來嗎？

07.從現在開始，你能採取什麼行動讓這個奇蹟成真？

正面的壓力又稱「良性壓力」，在特殊的情況下，能讓所有感官更加敏銳、讓大腦全速運作，但如果沒有適當的放鬆，這樣的效果對身體來說就是過度的負擔。

壓力性背痛

根據德國職業安全健康局的年度報告，背痛是2011年最常見的病假原因。如果生活無法取得平衡，工作中的壓力會明顯反映在背上。在充滿壓力的生活中，最重要的是不時回歸平穩生活、適度休息，若非如此，壓力會不斷累積，身心自然會失衡，惡性循環就是這樣開始的。

肌肉高度緊繃：壓力是身體的演化警訊。這種稱之為「逃跑或攻擊」的機制在過大的壓力下也會啟動，直到沒有生命危險時才會停止。

姿勢僵硬：如果連續好幾個小時專心在辦公桌前工作，都沒有起身活動，或是中間只抬起頭一次，那就一定會導致身體緊繃。

心情沉重：緊張、煩惱、沉重負擔都會讓人心情不平靜。壓力會對我們的內在心態會帶來負面影響，進而明顯強化我們的疼痛感知。

壓力只會帶來更多壓力：壓力、負面心態、疼痛結合在一起，只會帶來更多緊繃。

緊張會產生反抗力量：我們如果感受到緊張和壓力，自然而然就會像帶上面具的拳擊手一樣，整個人緊戒起來保護自己，盡可能縮小自己可能被攻擊的區域。這會使原本就存在的疼痛惡化，因為持續的壓力會啟動大腦中的疼痛中心，也可能立即引發背部的僵硬與疼痛。所以說，疼痛就是心靈求救的方式。

沒有時間釋放壓力？

不論我們從哪個角度看，一個人的心理狀態和生活環境對其感受疼痛的方

如果一直全速運轉，再強大的機器也會有壞掉的一天。

高度敏感

相較於大腦，背部通常對壓力和緊張更為敏感，大腦忙著想自己該做和不該做的事。背部是第一個承受壓力的部位，而且會一直承受下去，直到自己受不了為止，但是要想減輕背部的壓力，卻只能靠大腦來引導。

面對壓力會使疼痛 惡化的原因……	面對壓力會使疼痛 緩解的原因……
……只看到負面的部分	……專注於正面的部分
……只看到負面的後果， 但一切都只是自己的假設	……思考要怎麼改善自己的情況
……持續感到恐懼和無助	……有意識地採取、保持樂觀的態度
……煩惱根本不存在的問題	……發現不好的想法時，告訴自己「停下 來」，將思緒引導至正面方向
……不夠重視自己和自己付出的努力	……看見、認可自己的表現與長處
……覺得自己沒有控制權 也沒有活動的空間	……嘗試不同的正面解決辦法， 並且主動參與

式都有很大的影響。一個身體健康、情緒穩定的人在狀況不好的時候，比較不會把心思放在疼痛上。不幸的是，很多人因為生活忙碌，所以沒有注意到自己長期處於壓力下或是選擇性忽略，有些人則是沒有注意到外界與內在壓力之間的關係，因此無意間導致慢性疼痛的形成。所以說，開始留心自己的生活與身體狀態，是做出改變的第一步。

休閒是我們的檢查站

定期休養是排解壓力的最好辦法，休假也是休養的一種形式。有意識的平

享受休息時光

每天至少一次，讓身體從緊繃的日常生活中重回平衡。這對輪班人員來說更為重要，因為不固定的工作時間會讓身體承受更大的壓力。舉例來說，午休時在公園散步 20 分鐘就非常足夠了（126 頁），深吸幾口新鮮的空氣，或是坐在公園的長凳上，眺望草地和綠葉。春天和夏天更能讓人感到平靜，因為就像色彩療法的概念一樣，綠色有放鬆、協調的效果。

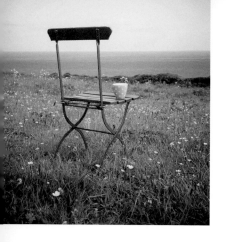

靜時光不僅能讓身體恢復活力，更能讓自己有時間反思。與繁重的日常生活保持一段距離，讓大腦有機會好好檢視什麼是真正重要的主題與挑戰，需要我們多加關注，什麼事情只會對大腦帶來問題，讓我們白忙一場。

然而，休息還是需要原則的。在工作繁忙的時候，你會不會至少找一個短短的時間，讓身體和靈魂可以恢復平靜？還是擔心這種放鬆時刻會讓你覺得自己太過懶散或怠惰？為什麼我會這樣問？因為有時候我們對「休息」存在負面的看法，但這完全是誤解。科學研究證實，如果我們能不時讓自己短暫休息片刻，反而能大幅提高我們的工作與學習效果，也能提升我們的生產力。此外，對我們的背也有好處，因為我們就不會一直坐著或保持相同的姿勢。

檢查身體的緊繃部位

休閒的方法有很多種，但不是每種都對工作過勞有效。你知道《逆轉人生》中，半身不遂的富有大亨菲利浦和看護間的非凡友誼嗎？這部電影改編自真實故事，在和這位富翁本人的訪談中，他談到自己在一次意外中喪失了行動能力，下半輩子只能在輪椅上度過；意外發生那天，他的工作特別繁忙、壓力很大，所以身為業餘運動愛好者的他答應了朋友的提議，決定去跳傘，雖然那天他狀況不好，而且一直有不好的預感，覺得自己根本不應該去跳傘，但他還是去跳了，結果落地時就發生了意外。

當然這是比較極端的例子，但卻可以證明，不是所有的壓力都一樣，就跟不是所有的放鬆都有益處是同樣的道理。工作不是特別忙碌的人，閒暇的時間就不能讓自己太無所事事；反之，如果工作特別勞心勞力的人，其實就不一定

強迫自己休息

就是沒辦法停下腳步休息嗎？強迫自己一天讓背「強制休息」幾次，最好是針對每個忙亂的工作日，提早規劃出可以不受打擾休息的時間，在自己的行事曆標記「讓背休息 15 分鐘」，提醒自己照顧自己，讓自己不再受疼痛所苦。此外，要讓因專注工作而緊繃的背部肌肉放鬆，我也建議你做一做 170-171 頁的「每日辦公室鍛鍊操」。

自我測試：背部需要哪些休閒？

檢查一下，自己在工作中會受到哪些壓力，
然後找出需要哪些休閒方式才能排解壓力。

工作過度時，你覺得自己身處在什麼情況下：

☐ A 覺得壓力很大且負擔沉重？
☐ B 覺得非常疲憊，再也使不出任何力氣？
☐ C 覺得失去挑戰性、無聊？
☐ D 覺得非常沮喪、失去動力？

評估分析

A 降低自己的活動強度，找固定時間好好放鬆一下，或是與他人社交、忘記繁
忙的工作，建立起平靜的生活規律。

B 如果要重新恢復活力，你需要的是安靜與休閒，放縱一下自己，用五官好好
體驗放鬆的感覺。

C 找一個高難度的活動讓自己跳脫挑戰性不足的模式，像是一項刺激的活動，
讓你不僅能享受其中，更能全力以赴。

D 你需要的是能夠提高自己內在動力的鼓勵和靈感，像是一項需要創意的工
作，喚醒自己的創造靈魂。

要從挑戰新事物中找回自己的能量。

休閒可以讓身體和靈魂的緊繃重新恢復平衡，但得要用正確的方式放鬆才行，過與不及都不好，恰到好處的休閒能讓你好好享受平衡的時光。

關心自己的背

背痛患者用來描述自己疼痛的話語，不單單只是說明自己狀況的表達方式，也是在說明自己是如何適應背痛。從不同的方言或成語就可以看出來，背和重擔絕對脫不了干係，像大家都聽過的「身負重任」、「背水一戰」、「肩上扛了太多事」或「芒刺在背」等。

錯誤的說話模式

要想擺脫負面的疼痛態度，重拾控制身體內部控制系統的力量，自己是最重要的出發點。

負面陳述或許可以在自己的生活環境中取得他人的認同，像是理解力、同理心、注意力，甚至是來自親朋好友的幫助。別人的理解能為自己帶來正面的感受，這不是什麼錯事。但是，負面的想法與表達方式可能會發展成獨立的存在，慢慢養成一種信念，更加強化自己的負面心態，像是失去希望、失去控制、放棄、自我效能低落等。

相關實驗

想法與話語難道不僅僅是表面的意思嗎？如果你曾經這樣想過，不妨聽我談談一項以話語和疼痛力量關係的實驗。德國耶拿大學生理暨臨床心理學系教授懷斯博士（Prof. Dr. Thomas Weiß）希望找出語言刺激是否和疼痛經驗一樣，會觸發疼痛記憶。在該項實驗中，身體健康的受試者會接受到與疼痛感受相關

 「說話算數」

在狀況不好的時候，請特別注意自己選擇的字眼。自己有多常說出下列句子：

- 「真是見鬼的痛。」
- 「沒有人能夠解決我的疼痛。」
- 「痛死我了。」
- 「我的背一直在折磨我。」
- 「背痛讓我哪兒也去不了。」

的字眼，但也包括一些負面表述，像是「噁心的」、「可怕的」等字眼。在實驗過程中，受試者有兩項任務，一是針對疼痛的狀態想像一個字，二是設法轉移大腦對那個字的注意力。與此同時，研究人員會透過核磁共振斷層掃描儀觀察受試者的大腦活動。結果顯示，在兩種情況下，當受試者聽到與疼痛相關的字眼後，大腦中的疼痛區域活動明顯增加，但聽到其他的負面字眼時，相同的疼痛區域並沒有同樣反應。研究負責人懷斯博士的結論是，光是話語就能引起疼痛記憶的反應，但言語刺激的力量常常被低估，可它跟內在心態一樣，對我們的疼痛感知具有決定性的影響力。

保持積極樂觀

　　我們不時都會有一些負面的想法或話語，這不是什麼大問題。但疼痛字眼確實會影響大腦，隨著時間拉長，言語刺激和疼痛形成一種共生關係，讓我們不斷想著疼痛，或是一直談論它，不論我們願意與否，都會因此導致疼痛惡化。反之，愉快、樂觀的想法和感受可以為疼痛感知帶來正面改變。下面是典型常見的負面話語和其相反的正面話語，試試看這些字句，親自驗證它們對日常生活，甚至是對未來有什麼影響。

增強疼痛的話語	減輕疼痛的話語
一直：「我一直感到疼痛。」	常常：「我常常覺得疼痛。」
從未：「我從未有感到輕鬆的時候。」	很少：「我很少有感到輕鬆的時候。」
肯定：「疼痛肯定生根了。」	可能：「疼痛可能生根了。」
必須：「我必須要放鬆。」	決定：「我決定要讓自己放鬆。」
再也不會：「我的背再也不會好了。」	還沒：「我的背還沒好轉。」
不准：「我不准自己放慢腳步。」	放縱：「我決定要放縱自己、放慢腳步。」
無法：「我今天背痛，無法去看電影。」	試著：「即使背痛，我今天還是會試著去看電影。」

如何表達疼痛？

　　一個人在談到疼痛時，如果不斷使用「痛苦難耐」、「無法忍受」、「筋疲力盡」、「恐懼害怕」、「行動不便」、「受到威脅」、「可怕糟糕」等字眼，就等於是透過文字的方式，表示接受疼痛的主宰、受到外界的控制。從心理學的角度來說，這稱之為「外控」，也就是感覺背痛像外來物，而且也不受自己的控制。只有在不受疼痛所苦的時候，我們才會覺得自己可以掌握生活的走向，同時也認為是疼痛剝奪了自己的主控權，只有藥物或物理治療可以幫助自己。如此一來，我們等於放棄對自己負責，隨著時間一久、疼痛更加嚴重時，這種負面、消極的態度會讓自己倍感無助。

　　在回復健康的路上，我們選擇使用的字眼是很有效的指標，能幫助我們了解妨礙自己復原的內在恐懼、無助、偏見。患者會用語言來呈現自己的感受與對外在世界的認知，只要能了解箇中的機制，就能透過話語來改變故事的走向。想像一下，自己背在痛，現在正要去看自己熟悉的醫生，醫生問你：「你感覺如何？」與其說「不好」、「很痛」，不妨試著說：「已經有些好轉了。」用這個句子開頭不是要你說謊，而是要避開負面的言外之意，讓自己用正面、積極的說話和思考方式，表達自己樂觀看待疼痛，進而提升自我效能。我們使用的

 ## 逆向思考

仔細觀察自己幾天，記下自己背痛時大腦產生的想法和說出口的話。哪些話語會強化疼痛？請在背部日記的某一頁，畫出左右兩欄的表格，並在左欄寫下這些字句。接著試著找出一個正面、可以讓你放鬆的句子，然後記在下方的欄位中。

強化疼痛的沉重話語	緩解疼痛的有益話語

話語，可以讓思考更加正面健康。

持續改變思維模式

一開始要抱持正面背部思緒可能不容易，因為負面思緒幾乎是一種自然反應。或許一不小心就會回到自己習慣的思考與說話模式，但憑借著意志力和耐心，給大腦一些時間，它就會慢慢地習慣新的思維模式。這是一段學習的過程，起初可能完全不會注意到自己的負面用語，但一段時間後慢慢就會發現其中的不同之處；接著你會學著在把話說出口前，先修正自己的思考模式；最後會學著用正面的方式思考、談論自己的背，並成為一種自然而然的反應。這時你應該已經明白，自己的想法並不是事實，而是來自於疼痛記憶的移情作用。以下的技巧可以幫助你改變自己的思考模式：

對自己說「停下來！」：一旦出現負面想法，就大聲對自己說（如果身旁有人的話，也可以小聲說）：「停下來！我不要一直想著疼痛。」慢慢將自己的思緒導向正面的事物，像是美好的經驗或是記憶，請參考133頁起的相關練習。

善用備忘錄：寫下「我喜歡我的背」、「我會恢復健康」、「疼痛會愈來愈少」等句子，提醒自己目前位於計畫的哪個階段，不要忘記保持正面思考與說話方式。到文具店買一本黃色的便利貼，貼在自己的電腦、書桌、浴室鏡子或是錢包裡面。也可以把備忘錄做成螢幕保護程式，如此一來，每天就會看見好幾次，讓這些念頭深植於心。

訓練自己的本能反應：在手腕上套一條橡皮筋，每當出現不好的念頭或是對背說了什麼負面的話時，就彈自己一下，然後馬上修改為正面，以及你覺得會有所幫助的句子。

聽聽醫生怎麼說？

小心選擇字眼不僅適用於自己，也適用於醫生。就像在〈相信治療會成功〉章節（67頁）中的說明，醫生的態度可能幫助、也可能干擾患者的復原過程，因為醫生的用語都會表達出不同的含意。如果我說：「糟糕了，是椎間盤突出！你現在要決定該怎麼辦！我怕不開刀不行唷？」你的感覺會是如何？如果我在診斷時說：「是椎間盤突出，不過不用擔心，90% 的病例都會痊癒唷。只要從現在開始積極治療，你就不會是那 10% 的患者，對吧？你希望自己是哪一類的患者呢？」你又會有什麼應受？

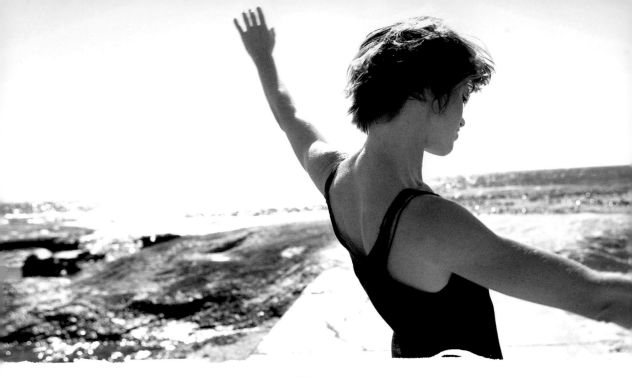

Ch6

用運動預防疼痛

本章節是多重模式背部計畫的第 3 階段，目標是讓疼痛不再復發，
好好享受擁有健康背部的生活，改寫疼痛記憶。

對待身體就像對待汽車一樣：如果定期檢查，汽車就能隨時保持在頂尖的狀態；如果一直拖著不定期保養，像是一直不換機油，那長此以往引擎就會受損，汽車也遲早會拋錨，當然老爺車就更是如此。沒有定期「保養」，我們遲早會倒下，即使原本能在內車道馳騁的我們，用不了多久，就只能待在外車道慢慢開了。在發展出保護姿勢和疼痛記憶前，80% 的慢性背痛患者都有肌力不足的問題。我們的背靠腹橫肌支撐，這個肌群包含了背部與腹部的肌肉，所以要使其發揮原本的作用，就必須把它訓練得更強壯。也就是說，要增加這個部位的強度、靈活度和協調能力。為達這個目標，重點就是要為自己的身體負起責任。

學習動一動

長期受背痛所苦的人，需要一段時間才能建立起適合自己的最佳運動強度。

114 頁起的〈伸展計畫〉已經讓背有些許進步，現在要用 156 頁起的〈背部健康訓練〉讓你更上一層樓。這是一組特制的體操，共有10個練習動作，可以刺激、提升肌肉的恢復力，讓其可以承受更多壓力，尤其是在長時間使用電腦的情況下，更能為背部提供支撐與平衡功能。

最佳練習

就跟〈伸展計畫〉一樣，在做〈背部健康訓練〉的每個練習動作時，一定要慢慢來，切莫操之過急，仔細傾聽身體的聲音，給它充足的時間適應動作。這就是所謂的「動作學習」，學習的重點不是把每個動作完成，而是有意識地去認識背部的最大潛能。透過不斷練習，大腦在學習的過程中，會建立起全新的正面經驗，進而達到改寫疼痛記憶的目標。神經也會因為這些動作受到刺激，進而促使大腦重新評估背部的狀況。所以說，只要時常練習，就能慢慢建立起新的正確姿勢，也能透過這些活動為自己的健康帶來正面影響，也就是帶給自己幸福快樂的感受。

運動產生的快樂荷爾蒙

活動與運動時會產生一種天然的身體鴉片，也就是所謂的「腦內啡」。大家應該都有聽過「跑者的愉悅感」，這是一種跑者在跑步時會體驗到的強烈快樂感受。慕尼黑大學和波昂大學的研究人員在一項研究中，針對10位長跑選手，研究長跑的抗憂鬱效果。透過成影技術，研究團隊研究了這些選手在 2 小時長跑後的大腦活動；結果發現，長跑選手在運動後，體內出現高濃度的腦內啡，更精準地來說，是出現在大腦邊緣系統和額葉的特定區域，也就是大腦中負責處理疼痛的區域。研究結果的意義在於，這種快樂荷爾蒙對背痛患者來說就像止痛藥。運動不只可以讓人保持體態、減輕壓力，還能改變自己的疼痛感知。我甚至敢說，定期運動的重要性對大腦來說不亞於睡眠。

一定要做體操嗎？

很多人非常討厭「體操」這個字，因為會讓他們想起學生時代的體育課。如果你也是這麼想，不妨換個角度去看，這些練習動作是專為恢復肌肉平衡而量身打造，肌肉失去平衡就是造成背痛的主因，所以「背部體操」可以幫助身體重回原本的平衡狀態。

耐心是練習之母

　　首先要讓自己有動力開始背部健康訓練。有些練習動作一開始可能做不到，不要因此灰心，這是身體傳達給你的回饋訊息，告訴你什麼可行、什麼地方要再加強，或是哪裡的肌力不足、哪邊的協調性要再加強。訓練就是要不停練習。

堅持下去

　　如果希望有更進階的練習，不妨延長訓練的時間，同樣的動作多重覆幾次。但首要之務是，把每個訓練動作確實做好，變成一種習慣。我們每天都會用同樣的方式刷牙，沒事不會特別換方式刷牙。所以說，讓訓練變成日常生活中的一種儀式，每天在同樣的時間練習，像是起床後，然後堅持下去！或許你現在已經很常運動了，這是好事，但運動不是背部訓練，不能強化、伸展特定部位的肌肉。定期自主訓練的意願是背部成功康復故事的主軸。

享受運動

　　有時患者會說自己沒有時間運動，這時我都會問：「你覺得背有多重要？」即使再不情願，還是要想辦法做背部訓練，這樣的想法很不好。背應該是你的夥伴，需要你多加關照，要想辦法享受練習的過程，因為這是最好的預防措施，只要強化肌肉組織，就能有效控管疼痛。不妨好好花些時間想想，找出你覺得舒適、可以融入每日行程的特定時間來練習，成為自己的私人疼痛管理師！

運動是背部殺手？

　　當然不是！等背康復後，就可以重拾自己最喜愛的運動，建議選擇對自己有益且能樂在其中的運動。如果背部肌肉長期缺乏運動，然後突然連續3個星期踢好幾個小時的足球，而且沒有暖身，想當然爾會背痛。你的背自己會決定，哪些運動對它有益，哪些運動絕對沒得談，大多數的情況下，可以參考下頁的表格。

累積肌力而不是壓力

　　生活中的負擔會變成壓力，這對背來說不是好事，因為壓力這種負面思緒會導致疼痛惡化，所以練習沒有馬上產生效果時，也不要有壓力，記得給身體更多學習的時間。

建議	不建議
散步、（北歐式）健走	網球
騎單車	競速單車、越野單車
特定健身運動	舉重
游泳	回力球
瑜珈、皮拉堤斯	球類運動
長跑	高爾夫球
騎馬	賽馬障礙賽

背部健康訓練

　　後面幾頁的練習動作是由合格體育講師舒伊爾彙整而成，不論是新手或老手，只要養成定期練習的習慣，就能有效預防未來的背部問題。這個訓練是一套有明確目標的計畫，其中的每個練習動作（以及伸展計畫中的其他動作）都能運用到許多肌肉群，再加上彼此間的交互作用，讓每個肌群都能夠發揮出原本的功能。這10個練習動作的強度明顯大於伸展計畫中的動作，大約能在 10 分鐘內完成，但訓練時，最好不要只顧著完成動作，而是要花時間感受短暫的復原時光。

你適合哪種類型的訓練？

　　你喜歡每天練習 10 分鐘，還是一週3次、每次 20 到 25 分鐘？根據我們的經驗，對大多數的人來說，較長的練習時間是奢侈的，因為要先找出這麼多的時間練習才行。所以每天練習 10 分鐘是比較容易建立的習慣，像是在早上自己起床後、家裡其他人起床前。捫心自問，怎麼可能一天抽不出 10 分鐘的空檔，做一些對背部有利的事？每天只要 10 分鐘，就能享受沒有疼痛的人生！背部健康訓練和伸展運動一樣，需要的道具包括舒適的服裝、瑜珈墊、抗力球（111-112 頁），此外，抗力球是這個進階計畫中的必備道具。

排除萬難

　　背不喜歡高強度或劇烈動作的運動。在背部健康訓練的期間，或許有些運動比較不建議你做，但如果你很想嘗試，不妨尋求專精於健康運動的專家建議。

亞歷山大・舒伊爾

（ALEXANDER SCHEURER）

合格體育講師
巴特維塞雅各溫喀私人診所物理治療與推拿部門主任

為什麼背痛患者需要定期運動？

人類的身體就是為活動所生。我們的原始人祖先應該沒有背痛問題，因為他們每天不斷地在活動。我們從嬰兒時期一直在做的是什麼？從很小很小的時候，就有活動的衝動，要爬、要走、要跑、要跳，但到了某個年紀，我們不只整個上午坐在學校上課，下午大部分的時間也在用電腦，這時背痛已經在不遠處等著我們了。

持之以恆的人……

診所的一個患者經診斷為椎間盤突出，在醫生的指示下先開始做伸展計畫，然後養成每天做背部體操的習慣；沒多久他覺得背不痛後，就自行減少練習的次數，想到時才做一下，接著就是長達半年的時間不再做背部運動，畢竟背都不痛了，為什麼還要繼續練習下去？

……才能永保健康

但關鍵就取決於此，短暫的休息就是半途而廢。如果你每週只練習個一到兩次，幸運的話肌肉也許會有所感，但其實每次短短的 10 分鐘並沒有什麼功效，想要產生正面效果，需要持之以恆的努力。過了一段時間就放棄訓練是非常錯誤的想法，因為一旦疼痛復發，光是看醫生、復健、對抗疼痛或臥床休養，肯定只會耗費更多的時間。所以不要得意忘形，持之以恆才是王道。

如果有背痛問題，也希望永遠擺脫背痛，那就有義務定期、持續地執行背部訓練計畫；換句話說，如果希望自己的背痊癒，就要一輩子持續訓練自己的背。舉例來說，我的祖母到 85 歲時，還會每天做 15 分鐘的體操，所以她從來沒有骨科問題。

我的背部健康訓練

就像伸展計畫一樣，請使用下表記錄每次訓練內容和特定事項，
至少要記下訓練時間，直到建立起自己的訓練頻率為止。

第_____週:

日	訓練時間	練習內容	額外練習	整體狀況
1				
2				
3				
4				
5				
6				
7				

對角式手腳平衡訓練

這個動作可以訓練負責穩定腰椎的背部肌肉，
還能增進身體的協調性與平衡感。
一開始無法保持穩定很正常，請耐著性子多試幾次。兩邊各做 5 次。

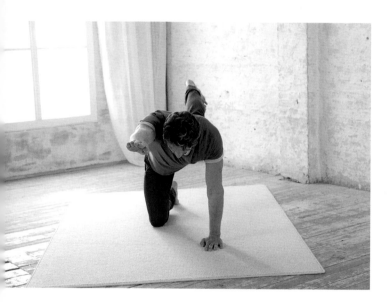

1.

採四肢著地的跪姿，膝蓋和手掌（或握掌）平擺於墊子上，腳掌勾起。

2.

吸氣時右手和左腳同時伸展開來，肩膀、髖部、腳應該呈一直線。

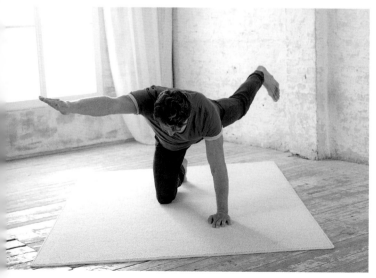

3.

接下來吸氣時手腳盡可能向兩側打開，軀幹保持穩定置中。

4.

慢慢收回手腳，回到起始姿勢。

5.

同樣動作重覆 5 次，然後換邊。

對角式腹部訓練

這個動作可以訓練負責保持軀幹穩定的深層腹部肌肉。

總共要做 10 下，兩邊各 5 下。

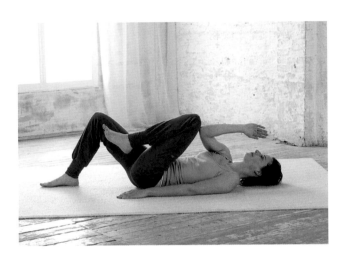

1.
平躺於墊子上，腰椎微微壓著
地面。

2.
吸氣時彎曲左腳與右手，直到
膝蓋與手肘碰在一起，腰椎向
地板出力，肚臍微微內縮。

3.
吐氣時慢慢將右腳和左手伸
直，但不要碰到地面，腰椎持
續出力。

4.
同樣動作重覆 5 次，然後換
邊。

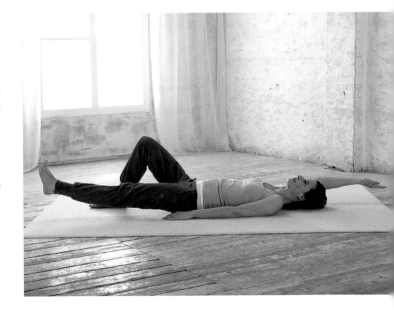

背部穩定訓練

這個動作可以訓練到深層的腹、背部肌肉和髖部，
進而提高整體的穩定與支持肌肉群。同樣動作做 10 次，兩邊各 5 次。

1.

平躺在墊子上，雙手輕鬆放在
身體兩側。腳掌平放在地上，
與臀部同寬。在練習的過程
中，頭部不可以離開地面，視
線朝上。

2.

吸氣時將骨盆抬起，保持這個
姿勢不動數秒。

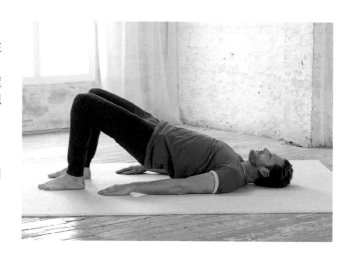

3.

吐氣時讓右腳與膝蓋朝自己的
方向移動，同時將右手向後方
伸展，保持這個姿勢不動數
秒。

4.

然後慢慢回到起始姿勢，重覆
同樣動作 5 次再換邊。

側躺穩定訓練

這個動作可以練習到斜側邊的腹部肌肉和深層的背、髖部肌肉。

每邊各做 5 次。

1.
以身體左側平躺在墊子上，頭靠在彎起的左臂上，右手放在上半身前方幫助身體平衡。

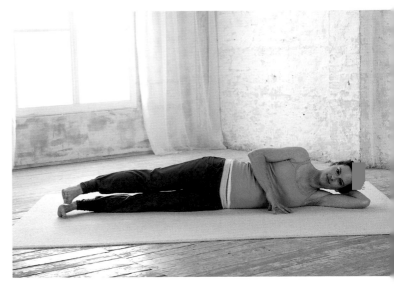

2.
吐氣時抬起右腳。為保持平衡，肚臍部位微微出力，動作時保持呼吸順暢。

3.
吸氣時把右腳放下。

4.
重覆同樣動作 5 次再換邊。

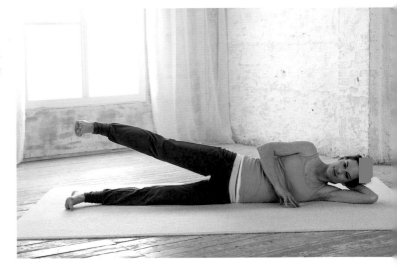

下臂支撐訓練

這個動作可以強化整體的支撐與穩定肌肉群。
這個動作比較費力,每組動作做 5 次就好。

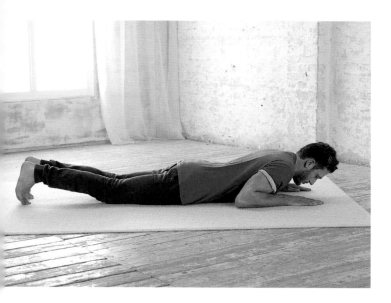

1.

腹部朝下趴在墊子上,腳掌勾
起,雙腳微微打開。彎起雙臂
放在上半身下方,手掌平貼著
地面。

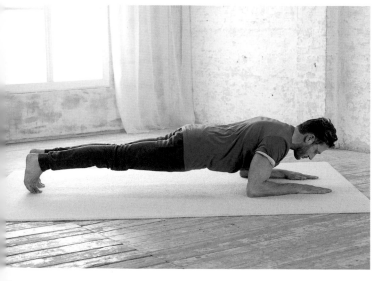

2.

肩胛骨向下出力,肚臍向內出
力,臀部繃緊,將身體抬起,
只剩腳尖和下臂與地面有接
觸。這就是所謂的下臂支撐姿
勢,請維持數秒,並深呼吸兩
次。

背部平衡力量訓練

這個動作可以訓練深層的背部肌肉與平衡力。

練習 10 次，每邊各 5 次。

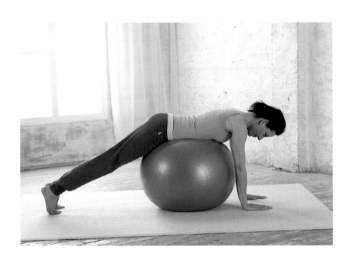

1.

用上下半身交界處平趴在抗力球上，也就是骨盆到腹部的部位。骨盆向前出力壓在抗力球上，用手和腳尖保持平衡。

2.

接著抬起左臂和右腳，讓手掌、髖部、腳踝形成一直線，然後慢慢放下。

3.

這個動作要左右兩邊交互練習，盡量保持動作流暢。起始姿勢時吸氣，抬起手腳時吐氣。

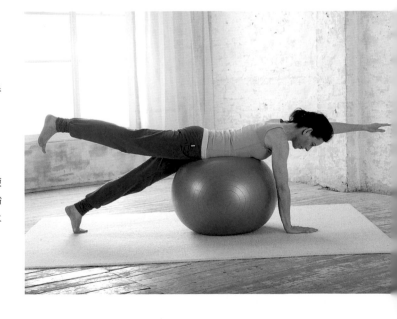

斜面抬臀訓練

這個動作可以訓練後臀肌和深層的背部肌肉。

重覆 10 次構成一組動作。

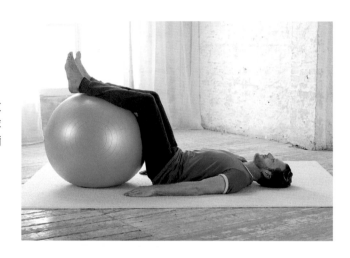

1.

背部平躺在墊子上，把小腿放在抗力球上，大腿後側應與球保持接觸，雙手放在身體兩側。

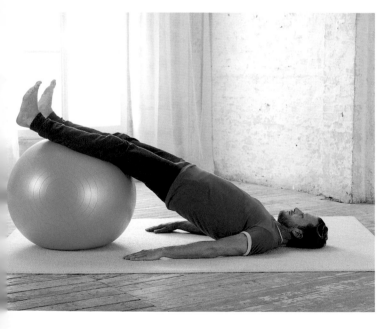

2.

吸氣時抬起骨盆，腳尖朝膝蓋方向出力。

3.

吐氣時回到起始姿勢，然後重覆同樣的動作。

斜面抬臀屈膝訓練

這個動作可以訓練後臀肌、深層背部肌肉和腹部肌肉。

兩邊分別重覆 5 次。

1.
背部平躺在墊子上，把小腿放在抗力球上，大腿後側應與抗力球保持接觸，雙手放在身體兩側。

2.
吸氣時抬起骨盆，腳尖向膝蓋方向出力。

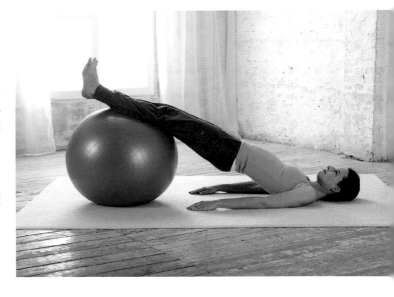

3.
接著交互彎曲左右腳，把膝蓋拉向上半身，注意不要讓骨盆沉下去。彎曲膝蓋時吸氣，伸直時吐氣。

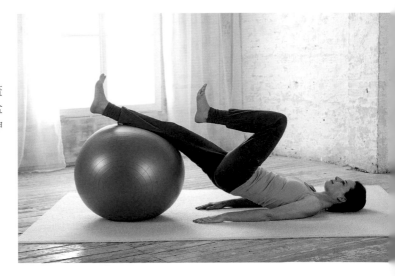

腰椎後彎訓練

這個動作可以練習整個腹部肌肉。
重覆 10 次構成一組動作。

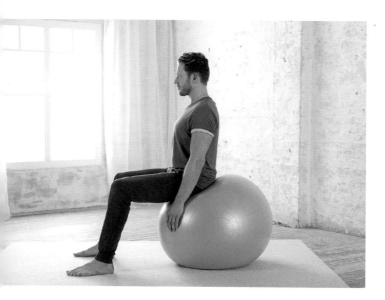

1.
坐在抗力球上，挺直背部，想像自己站在不穩定的繩索上。雙手維持在軀幹兩側，雙腳些微向前，以維持平衡。

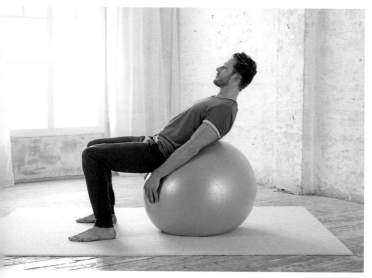

2.
接著將骨盆部位向前挺，拱成弧狀的腰椎微微向抗力球出力。肩胛骨向後拉，下巴微微向胸腔靠近。

3.
回到原位，重覆同樣的動作。坐直時吸氣、伸展時吐氣。

平仰式軀幹穩定訓練

最後一個動作可以訓練大腿、背部和腹部肌肉，以及整個肩膀區域。

每邊練習 5 次。

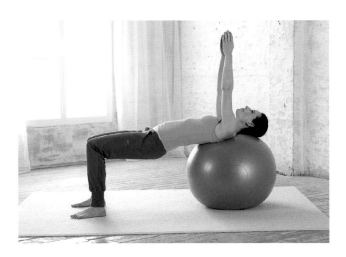

1.
坐在抗力球上，雙腳向前走幾步，直到上背部和頭部靠在球上。雙腳與肩同寬，膝蓋、髖部、肩膀呈一直線，肚臍部位微微出力。

2.
雙手向上舉，雙掌合起，像在祈禱一樣。

3.
保持這個起始姿勢，吐氣時雙手交互向兩側展開，同時肩胛骨不可以離開抗力球，頭部也要維持不動。

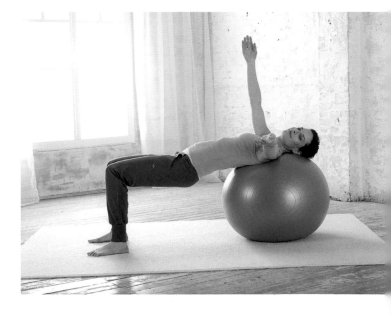

7大激勵策略

運動是為了根除疼痛。但大多數人都會有失去動力的時候，通常是因為心中的懶惰鬼在作崇。感到氣餒的時候，不妨使用以下策略，幫助你好好享受運動的樂趣，保持心情愉快、持之以恆地練習下去。

1. 接受無法改變的現實！

現在，訓練是生活中的重要環節，因為只有這樣才能修復虛弱的肌肉、改正不良的姿勢、建立起正確的身體感知，這不就是足以讓你好好運動的3個好理由嗎？即使已經很久沒有疼痛的問題，你必須接受自己的背需要特殊照顧的事實，否則背痛只會接踵而來。

2. 保持正面思考！

長期、持續的背痛不會在一夕之間消失，通常會時好時壞。在狀態不佳的日子，不要讓負面的念頭使自己意志消沉、中斷訓練。定期和持續是訓練成功的兩大重點，只要不斷訓練，就算在訓練後不會馬上有感覺，但症狀一定會慢慢好轉。保持正面樂觀、相信背的自癒力就對了。

3. 設定可行目標！

問問自己，現在身體需要什麼？如果不確定答案，從簡單的練習開始就對了。訓練應該要帶來幫助，而不是使自己感到更多壓力，長期負擔過重還會帶來負面的強化效果。在訓練中若是找不到任何樂趣，很容易就會放棄。如果目標設定是 20 下伏地挺身，但只能做到 15 下，肯定會很沮喪，所以大腦就會決定自己絕對不可能辦到，然後結果就是：「那不如現在就放棄吧。」

放輕鬆，訂下自己可以達成的目標。簡單的目標可以輕鬆、準確無誤地完成後，再進入下一階段，嘗試更複雜的練習動作，或是增加動作的練習次數。

4. 保持簡單明瞭！

如果要開上 30 分鐘的車才能到健身房，或是有起床氣的人叫他早上6點半起來做運動，這肯定會讓他的生活更不舒適。所以我們要知道自己適合什麼類型的運動？喜歡快速刺激還是安靜平緩？喜歡自己訓練還是團體訓練？什麼時候的狀態最好？這時訓練有什麼好處？怎麼做才能讓自己持續練習下去？為了

不讓疼痛勝出，要在努力對抗疼痛的過程中找出，哪些訓練模式和頻率最適合自己，哪些做法根本就沒有幫助。

5. 尋找自己的盟友！

跟親朋好友說，你現在為自己訂下了背部訓練的目標，希望大家都能夠給予支持，在你缺乏動力時能推你一把。也可以找一位訓練夥伴，最好是跟你一樣有意要戰勝背痛的人，因為彼此可以相互督促、打氣。

6. 記下自己的進展！

在背部日記中記下自己每天的訓練記錄，以及每週、每月取得了哪些成就。利用 155 頁的摘要表格，馬上就能看出自己的訓練頻率和長度、訓練時的感受、有幫助和沒幫助的事、疼痛有什麼改變、身體和精神狀況好轉的程度等。如此一來，不僅能清楚了解自己的進展，更能帶來繼續努力的動力。

7. 享受沒有疼痛的時光！

在多重模式計畫中，你在各個層面積極參與，致力於擺脫疼痛，沒多久就能帶來正面的改變。這當然是足以引以為傲的事，所以不妨定期與朋友聚會，慶祝自己取得的小小成功。白紙黑字在背部日記上清楚記下自己為了使背部康復，做了哪些事，並取得了哪些進展。在意志消沉或失去力氣的時候，可以看看自己寫下的記錄和採取的行動，回想截至目前為止的成就。

獎勵自己

經科學家證實，要建立起新的習慣，最好的辦法為自己的努力提供獎勵。完成每日訓練時就給自己打個勾，集滿 20 個勾後就好好獎勵自己一番，像是去健康中心、享受背部按摩、到果汁店來杯好喝的水果奶昔，也就是將愉悅療法和訓練練習結合在一起。

記得起身動一動：每日辦公室鍛練操

　　將近一半以上的勞工工作時都坐著，1/3 坐著的時間超過 9 小時，而且大多數的人在下班後還會再坐上 3 個小時放鬆。民調機構「佛爾沙研究中心」受德國保險公司 TK 委託進行一項調查，發現了驚人事實：「德國人把自己坐出病來了！」背痛已然成為一種文明病，久坐就是問題所在。根據椅子的歷史來看，過去坐著是一種身分的象徵，享有特權的人才有這個權利。當然，過去的人也會坐著，只是不會像現代人坐這麼久，而且他們的生活型態也比較活躍。

久坐是背部的毒藥

　　對於背痛患者來說，坐著不是好事，因為一直保持同樣的姿勢坐著幾小時，會導致身體緊繃，不論是端正直挺地坐著、彎腰駝背地坐著，還是放鬆懶散地坐著都一樣。這種單一、單邊的負擔會導致沒有用到的背部肌肉萎縮。此外，不是坐姿對背有害，而是長時間、單一的坐姿才會有害。你是辦公室人員嗎？那一定也很常坐著，所以最好不斷變換姿勢，不要讓背維持同一個坐姿，時時變換重心、讓不同的肌肉群都可以受力，像是有時挺直坐好、有時放鬆一下、有時靠在椅背上、有時讓背彎曲一下、有時坐在椅子邊緣、有時坐滿整個椅面。

好好運動

　　短短的訓練就可以放鬆因為整天工作保持不動的肌肉，也能保持脊椎的活力。很多美國公司會設定電腦程式，提醒員工記得起來活動一下。專家也建議，坐著 60 到 90 分鐘後，就要起身走動或活動身體。我覺得多常待在辦公室活動並不是重點，成功的關鍵是要定期與持續下去。如果工作需要高度的專注力，幾個小時後才能運動，這樣也沒關係。每天工作時，如果感到身體負擔沉重，就要起身好好地、確實地練習訓練動作，每天至少兩次。畢竟如果為了每 60 分鐘就要起身運動，而無法好好工作，讓自己倍感壓力，就得不償失了。總之，不要有壓力！壓力會讓你陷入沮喪的循環，太過要求自己反而會因為無法好好完成工作而感到挫折，進而變成一種負面強化。儘管如此，你可以用正面的方式鼓勵自己，在能力範圍內盡量找時間運動，就算取得小小的成功也值得開心。

背喜歡不同的坐姿，所以坐著的時候請多多變換坐姿。

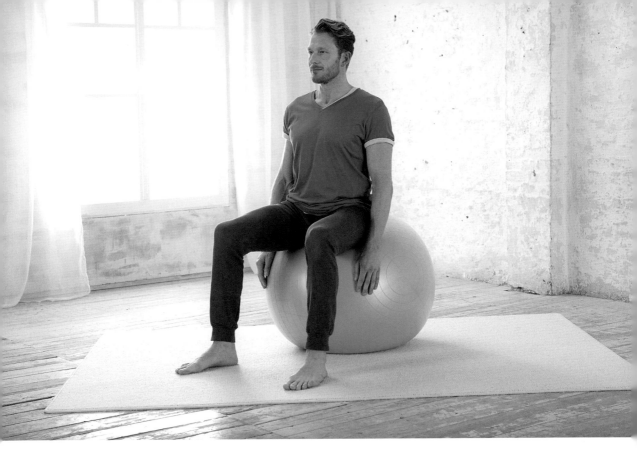

 力量坐姿

坐在抗力球上的姿勢是動態坐姿的起始姿勢，從這個姿勢可以變化出不同的坐姿，最後應該要能回到起始坐姿。這個姿勢能幫助你喚醒身體核心的力量，還能打直背部、保持活力。先在鏡子前確認坐姿，觀察自己的軀幹發生哪些變化。

01. 坐在椅子或抗力球上，靜下心思考。
02. 肩胛骨向後挺，胸口向前挺。
03. 肚臍向內縮，繃緊骨盆底肌。如果不確定骨盆底肌的位置，不妨試試下列方法：坐著時會感覺到自己的「坐骨粗隆」，這時稍稍地向內縮緊，骨盆底肌就會跟著出力。
04. 這時會呈現挺直的坐姿，可以直接透過身體的核心控制、變更坐姿。

每日辦公室鍛鍊操

　　舒伊爾整理出4個基本練習，讓你可以在白天時利用短暫的時間練習。關鍵在於定期練習：先站起來走幾步，然後開始做這4個練習動作，好好放鬆肌肉。每日鍛鍊操是動態的休息坐姿，大約只會花上 2 分鐘的時間，但卻能對背部產生正面效果：從各個層面放棄保護姿勢，讓缺乏運動的肌肉群開始活動，還能使緊繃的肌肉放鬆。

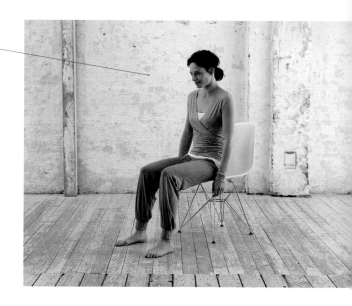

 挺背

慢慢重覆這個放鬆動作 5 至 10 次。

01.背部打直坐在椅子邊緣，微微縮
　　起肚臍部位，讓骨盆稍微向前
　　傾。
02.接著再回到放鬆坐姿。
03.挺背時吸氣，放鬆時吐氣。

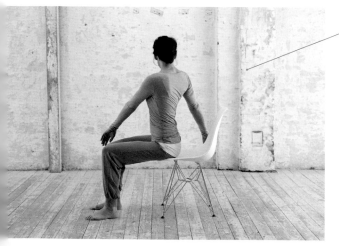

 旋轉

這個動作兩邊各重覆 5 次。

01.背部打直坐在椅子邊緣，慢慢
　　旋轉自己的上半身，在自己的
　　最大限度內左右扭轉身體。手
　　臂微彎，跟著頭部移動。
02.回到中間位置時吸氣，旋轉時
　　吐氣。

**不定期、不情願的練習通常不會有效，
還不如一天專心致志練習一次來得有效。**

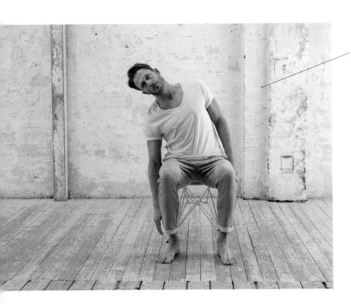

 挺背

最好每邊重覆這個動作 5 次。

01.背部打直坐在椅子邊緣，雙臂輕
　　鬆放在身體兩側。
02.身體盡可能分別向兩邊彎，側彎
　　時手臂會自然朝地板垂落。
03.身體打直時吸氣，彎曲時吐氣。

 前傾

這個動作也一樣最好重覆 5 次。

01.背部打直坐在椅子邊緣，雙腿打
　　開、寬度略大於肩，雙手垂在兩
　　腿之間。
02.身體由上向下前傾，上半身慢慢
　　向下伸展。
03.接著再慢慢回到起始位置。身體
　　打直時吸氣，伸展時吐氣。

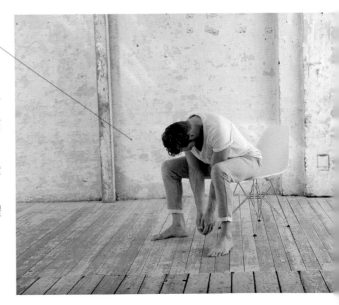

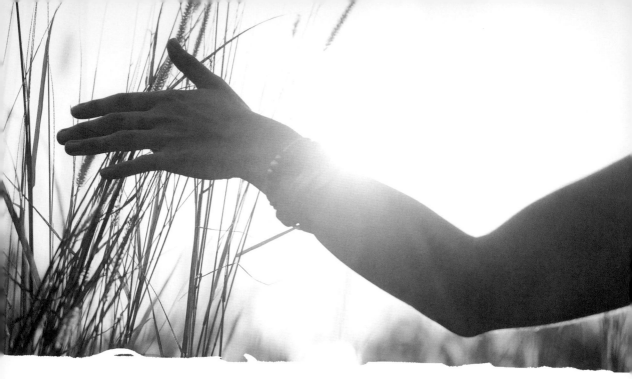

Ch7

詳查背痛的原因

提出問題是管理疼痛的重要工具，透過提問可以和自己有更密切、更有深度的互動，學會更加關心自己與提升自我意識。

在計畫的第2階段時，你已經回答了一些與背部相關的問題，以了解導致疼痛的可能原因。現在，我們在第3階段將更進一步，運用關鍵性問題來認識自己，因為只有了解自己的人才能為自己帶來健康與幸福，並提升表現。我們已經知道思考與生活型態跟背痛問題有著密不可分的關係，所以對於背你不再會束手無策，而是可以積極找出疼痛的根源。這個章節提供的問題可以找到更深層的原因，挖掘出更多對自己有幫助的知識。

找出不當的疼痛管理

你是自己的觀察員，仔細觀察自己在回答背部問題集（2）的反應，然後意識到問題的根源，如此一來就能中斷疼痛的惡性循環。一旦開始用正面方式關心自己的背，就能建立起良好的自我認知，然後明白與疼痛相關的情緒因素。

這是治療過程中很重要的一環，因為我們都知道，負面壓力引發的行為模式會與疼痛產生交互作用。不論是慢性背痛患者或想避免背部疾病成為慢性問題的患者，這個自問自答的方法都一樣有效。在這兩種情況下，疼痛的功用在於提醒你，生活環境或行為模式已經為背帶來多大程度的負擔，包括身體與精神層面。只有找出問題，然後把問題趕出自己的生活，身體才能擺脫束縛、重新呼吸，如此一來疼痛就能「功成身退」了。

解決生命中懸而未決的課題

不要怕追根究柢，這樣才能解決生命中懸而未決的課題。俄國心理學家蔡格尼克（Bluma Zeigarnik）在 1927 年就曾表示，這麼做絕對值得。這位科學家在咖啡廳時發現，服務生在為客人點餐完後，只要送齊所有餐點，就不會再記得、也不再想點餐內容，因此她決定要來做一個實驗。

在實驗中，她向受試者分派不同的任務，過一會兒就請受試者停下手中的工作。受試者對沒完成的工作，印象遠比已完成的工作來得深。她的實驗結論是，人生中未完成的課題就像是未懸而未決的問題一樣，我們會一直記在腦海中，因為未完成的工作會產生一種「未決的緊張感」，遲遲無法消褪。在該研究中，這個結果稱之為「蔡格尼克效應」。

懸而未決

電視劇製作人將這種現象稱之為「結局未定」（Cliffhanger），也就是在每季的最後一集設計開放式結局，這種演到一半的劇情會營造出緊張感，讓觀眾

**放開、然後遺忘那些讓你身心俱疲的壓力，
不要再讓它把自己壓得喘不過氣。**

花些時間…

…好好回答175 頁的每個問題；在回答的過程中，你很自然地會開始分析自己的立場與行為。跟 131 頁背部問題集（1）的做法一樣，在背部日記中好好記下自己的回答。同樣，記得不要批判自己或下負面判斷，只要盡可能坦率、誠實地回答這些背的相關問題就好。重點在於釐清可能的問題所在，接著一步步採取相應的改變。

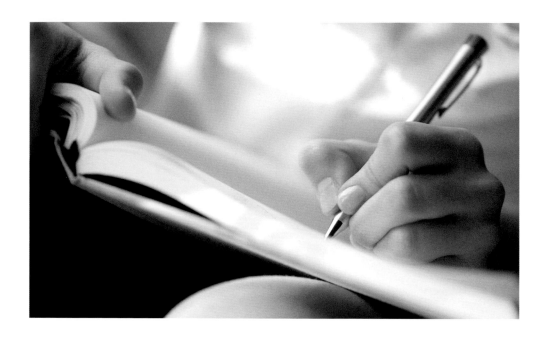

一直記得這個影集，希望知道接下來的發展，所以才會繼續追下一季。但這種
「懸而未決」的感覺從負面角度來看，帶來的影響是，如果過去懸而未決的課題
一天不解決，我們感覺就會像是掛在面臨深淵的懸崖一樣。未決之事會徘徊在
我們的腦海中，對身體和精神造成負擔。所以，我們要著手處理這些課題、主
動出擊，讓自己從重擔中解脫。換句話說，如果不面對或處理導致背部問題的
原因，這些原因就不可能解決。

處理未決之事

　　過去有懸而未決的課題嗎？現在就是尋找蛛絲馬跡的時候了。請在背
部日記中回答下頁的問題，然後就可以丟掉心中沉重的負擔，一步步解決問
題，並為自己的成功慶賀。就像我們在多重背部模式中一再強調的事，好好
享受這個旅程吧！

背部問題集（2）

這些問題可以幫助你深入觀察自己的背部問題，認識真正的原因。請找一段不受干擾的時間，仔細思考這些問題，並找出真正的答案。

- 如果可以選擇，你寧願身體的哪個部位疼痛？
- 你覺得自己為什麼會背痛？
- 背可以承受什麼負擔？
- 什麼事能幫助你忍受背痛？
- 你一直想著哪些懸而未決、沉重的課題？
- 哪些人可以緩解你的疼痛？
- 反之，哪些人反而會讓疼痛問題更嚴重？
- 你覺得自己的背痛為什麼會演變成慢性問題？
- 沒有背痛前的生活過得如何？有什麼不一樣的地方？哪些是之前能做、現在只能放棄的事？或是現在必須做什麼之前從來不需要做的事？
- 如果沒有疼痛問題，你覺得自己的生活會是如何？感覺如何？
- 你覺得在生活中必須做哪些事才能讓疼痛好轉？
- 必須少做哪些事才能避免背痛問題？
- 哪些事情對緩解背痛沒有幫助？
- 你喜歡背的哪一點？
- 生活中的伴侶怎麼看待你的背部問題？
- 你會想在某些人面前隱藏自己的背痛問題嗎？
- 你想要和疼痛治療師討論什麼問題？
- 你不想和治療師討論什麼問題？
- 如果沒有背痛的話，還有什麼事會讓生活變得更糟？
- 背痛對生活造成什麼程度的影響？
- 你對自己的背痛作何感想？
- 你覺得自己要做什麼才能馬上獲得紓緩疼痛？
- 你覺得是什麼事情沉重到讓你因此而背痛？
- 現在讓你最想哭的事是什麼？
- 你要如何避免背痛？
- 你現在已經採取了哪些行動來緩解背痛？

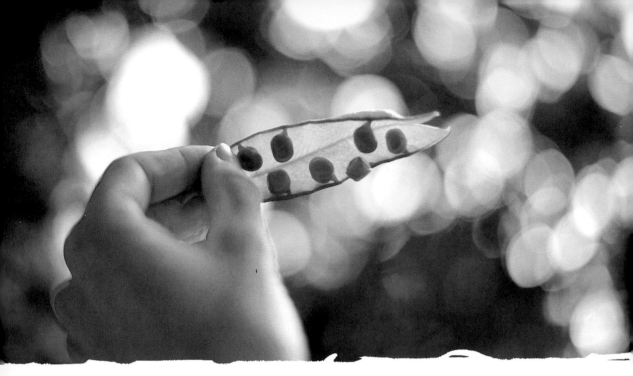

背部保養

除了運動和有意識地保持放鬆的生活型態外，平衡、適度、定期的保養更是保持背部健康生活的一大支柱。

首先，你要有目標地攝取對自己身體有利的關鍵物質，特別是對骨骼穩定有幫助的成分。再來，要戒掉對健康不好、對骨骼有害的食物。很多人從來沒學過要如何有意識地選擇、定期攝取正確的食物。早餐是站著吃一塊白麵包、一天喝好幾杯咖啡、中午就在辦公桌前吃個核果可頌或隨便在路邊吃咖哩香腸、下午在辦公室覺得精神不濟時來杯可樂補充能量、然後晚餐則是在回家路上轉角的義式餐館吃白醬義式麵餃解決…

背痛的人應該好好檢視自己的飲食習慣，像是自己吃得如何？三餐定時？還是有時吃太少、有時吃太多？甚至完全不吃？站著吃還是坐著吃？是否有特別注意對背部有益的飲食方式？還是只是偶爾為之？有沒有好好花時間享用每頓餐點？還是都草草填飽肚子、趕快回去工作？這些問題能夠提供許多關於背部健康的有趣資訊，所以接下來我們要看看自己每天吃了什麼。

小心骨骼殺手！

新鮮的食材大部分對我們的骨骼都很好，但是不良飲食習慣常常讓我們攝取了有礙身體吸收營養成分或使骨質流失的食物。

草酸：會與骨骼形成的重要成分「鈣」結合。草酸對身體來說沒有任何價值，但會與鈣結合，不過兩者都能透過尿液排出體外。如果沒有攝取額外的鈣，草酸就會妨礙骨骼對鈣的吸收。含草酸的食物包括大黃、酸模、甜菜、菠菜、竹筍、紅甜菜、甜食，以及例如巧克力等可可產品。並不是要你完全不吃這些食物，因為其中還是含有許多有營養價值的成分，只是要適量攝取。

磷酸：會妨礙腸道對鈣質的吸收。所以應減少含磷食物的攝取，像是速食、加工起司、香腸、可樂（每公升就含有 140 微克的磷酸！）。哈佛醫學院在一項研究中發現，青少年攝取可樂與較高的骨折風險呈現相關；常喝可樂或其他高磷酸氣泡飲料的少女，骨折風險高於其他不喝這類飲料少女的5倍。

咖啡因：會對骨質代謝與骨骼細胞的形成造成負面影響。喝太多咖啡的人（一天3杯以上）可能使骨質流失。

鹽：對骨骼並不好。攝取太多鹽分時，身體會透過排尿來排除多餘鹽份，不幸的是，鹽和鈣在這個過程中會產生交互作用，導致尿液中的鈣結晶增加。加工品和保久品都含有較高的鹽份，容易導致骨骼脆化。

酒精：會燃燒負責骨骼重建的蝕骨細胞。在新骨質形成與老化骨質分解的過程中，酒精會干擾其中的平衡，長期下來骨骼就會愈來愈脆弱，自癒的過程也會愈來愈慢。一杯紅酒當然不會有什麼影響，但如果每天喝太多酒，肯定會對骨骼造成傷害。

骨骼滋養食譜

愛心食物不只會進到胃裡面，還會滋養我們的背。對背最棒的愛的宣言，就是好好準備健康的餐點。只要稍做規畫，就算工作日也能吃得健康營養；早上可以先準備好帶去辦公室的午餐與點心，想吃的時候加熱來吃就好。

晚餐和家人一起準備，手邊最好有一些健康的點心，這樣肚子餓的時候可以先吃一點墊墊胃。下一頁是營養師雅各精心規劃的建議食譜，供大家參考：

你總是好好享受現煮的食物，還是只是為了填飽肚子隨便吃吃？

早餐

- 全麥麵包配新鮮乳酪或硬式乳酪與番茄、黃瓜、芹菜
- 穀物燕麥片配新鮮水果、優格、杏仁乳
- 燕麥與小麥胚芽配新鮮蔬菜
- 溫的米布丁配杏仁乳、肉桂、薑

餐間點心

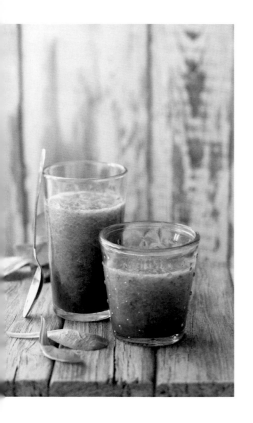

- 新鮮蔬菜或果汁
- 香蕉凝乳配沙棘果
- 新鮮蔬菜
- 約一把的堅果或核果葡萄乾
- 莓果奶昔
- 天然優格
- 白脫牛奶

午餐

- 多色生菜沙拉配羊奶乳酪或雞胸肉絲
- 蔬菜千層麵
- 蔬菜或菠菜起司蛋卷配沙拉
- 中式炒菜配黃豆與五穀飯
- 芝麻菜沙拉配新鮮乳酪和胡桃醬

晚餐

- 烤雞配多色沙拉或蔬菜
- 莫扎瑞拉起司配番茄，也可以再加一塊全麥麵包
- 燻鱒魚或鮭魚配沙拉與一塊全麥麵包
- 香草新鮮乳酪醬抹全麥芝麻麵包
- 起司蛋捲配新鮮水芹

保養背部的10大關鍵營養素

在飲食中攝取充足的維生素、礦物質和微量營養素，就能為自己的骨頭和
運動肌肉群帶來正面影響。

1. 鈣

鈣是骨骼結構中的重要物質並能保持骨質穩定。骨骼大約從 35 歲會開始退化，
所以盡早開始補充鈣質很重要，尤其是懷孕、哺乳期或更年期婦女對鈣的需求
量最高。此外，缺鈣還會導致神經與肌肉過度興奮。
來源：像是艾蒙達、提魯吉達、帕馬森、艾班諾等硬式乳酪、牛奶、優格、凝
乳、豆類、黃豆、甲殼類、堅果、羽衣甘藍、青花菜、芹菜、部分礦泉水等。
每日攝取量：約 1.2 克。

2. 茄紅素

茄紅素是讓玫瑰果、番茄等植物表皮呈現紅色的植物化學物質，具有抗氧化與
抗自由基的效果，還可以排除細胞中的廢棄物質、避免骨質分解、有助於風濕
等關節疾病。
來源：番茄（新鮮番茄做的番茄湯、番茄汁或番茄醬）、玫瑰果、西瓜、紅色果
肉的葡萄柚或番石榴。
每日攝取量：約 7 至 8 毫克。

3. 鎂

鎂是很多新陳代謝作用中的重要物質，包括骨質密度及軟骨癒合等。此外，鎂
對改善肌肉緊繃也很有幫助。
來源：堅果、麥麩、全穀食品、甜菜、羊萵苣、細香蔥、巴西里、豆類、燕
麥、葵花籽、香蕉、部分礦泉水等。
每日攝取量：約 350 毫克。

4. 硒

這種微量營養素是甲狀腺素作用的關鍵物質。硒可以保護細胞不受自由基和類
風濕性疾病的傷害。此外，硒還具有為身體解毒的功用。硒缺乏可能導致肌肉
功能失調或發炎性關節疾病。
來源：扁豆、海魚、牡蠣、海藻、肉、內臟、豆類、蘆筍、全穀食品等。
每日攝取量：0.03 至 0.07 毫克。

5. 維生素 B

維生素 B 群分別有其特殊任務，彼此間也互相需要。對背部來説，最重要的是
B5 和 B12。缺乏 B5 可能會在雙臂或雙腿產生抽搐或麻痺等症狀，或是造成關
節僵硬或疼痛。B12 也是骨骼生成的必要物質，缺乏的話會增加骨質疏鬆的風
險。除此之外，B12 對於肌肉的神經功能也有正面影響，缺乏的話會導致神經
無法正常傳遞刺激訊號。

來源：奶油、牛奶、肝臟、腰子、全穀食品、堅果、酵母。
每日攝取量：約 6 微克。
來源：牛奶、蛋、豆類、肝臟、魚、海鮮、海藻。
每日攝取量：約 1 微克。

6. 維生素 C

維生素 C（抗壞血酸）是身體中各種新陳代謝過程不可或缺的物質，不僅能加強腸道對鈣的吸收，還能保護免疫系統、刺激骨骼生成細胞，更能防止關節磨損。維生素 C 和維生素 E 都是骨骼和軟骨組織再生中的重要物質。
來源：柑橘類水果、西印度櫻桃、蘋果、黑醋栗、玫瑰果、甜椒、沙棘果、木瓜、芒果、哈蜜瓜、奇異果、醋栗、草莓、羽衣甘藍、青花菜、甘藍菜、大頭菜、甜菜、馬鈴薯、碗豆、蘆筍。
每日攝取量：約 60 毫克。

7. 維生素 D

又有「太陽維生素」之稱，可強化骨質、避免關節磨損，還可促進鈣質的吸收與骨骼中的鈣含量，甚至可以當成骨質疏鬆或脊柱炎的療法。讓身體獲得維生素 D 最簡單的方式就是在太陽下散步，只要 20 分鐘就可取得身體所需的量，因為紫外線照射皮膚可以幫助身體生成維生素 D。
來源：鮭魚、鯡魚、沙丁魚、青花魚、燻鰻魚、魚肝油、小牛肉、酪梨。
每日攝取量：約 5 微克。

8. 維生素 E

這種脂溶性維生素能夠對抗自由基與自體酵素，這兩者都會影響到骨質的分解。此外，維生素 E 還能避免關節發炎。
來源：番茄、禽肉、橄欖油、亞麻子油、葵花油等植物油、螃蟹、酪梨、堅果、甘藍菜、青花菜、藍莓、黑醋栗、蘆筍、全穀食品。
每日攝取量：11 至 15 毫克。

9. 維生素 K

這種脂溶性維生素是骨骼代謝過程中的重要物質，有助於骨骼穩定與癒合。
來源：羽衣甘藍、綠色葉菜類、鷹嘴豆、雞肉、葡萄籽油、黃豆、青花菜、球芽甘藍、細香蔥。
每日攝取量：65 至 80 微克。

10. 鋅

鋅有助細胞再生、保護細胞不受自由基的傷害，更有助於加強骨質密度。除此之外，身體如果發炎，鋅還能增強免疫系統。
來源：硬式乳酪、堅果、燕麥、扁豆、蘑菇、紅肉、葵花籽、海鮮、小麥胚芽、南瓜籽、玉米、綠茶。
每日攝取量：約 12 至 15 毫克。

湯瑪士・雅各
（ THOMAS JÄGER ）
營養師暨阿育吠陀治療師
巴特維塞雅各溫喀私人診所

為什麼一定要好好保養背部？

在繁忙的日常生活中，我們常常忘記健康的飲食是身體能量的來源。我們會買很貴的機油來保養汽車，卻常常在自己的沙拉上淋上品質不怎麼樣的油。很多人只花很少的時間吃飯，他們的飲食內容通常是糖、麵粉、加工品、不好的油脂。這些東西不僅只有熱量，還會對我們的身體造成負擔與傷害，也因此加重背部的負擔。

速食吃多了遲早出問題

在診所為背痛患者看診時，我常常聽患者說，因為工作或生活忙碌，所以不太會去注意、關心自己的飲食。患者也知道自己的生活型態不健康，但卻不知該從何著手改變。不過我們別忘了，如果不選擇健康的生活型態，治療背痛、甚至是慢性背痛的時候，只會花上更多的時間。

在問診的時候我發現，問題從準備三餐的時候就開始了。要攝取對背部有益的營養，必須提前計畫、購買食材、用心準備，這就是健康飲食與速食之間的差異。如果希望對自己的背有幫助，那你就應該花些時間準備自己的餐點。為什麼這麼做很重要？因為這樣才會吃得健康、細嚼慢嚥。這也是我要說的另一個重點「專心吃飯」，即使忙碌時也要盡量做到。

細嚼慢嚥才能好好消化食物、專心享受食物，也只有這樣才能感受到食物的美好。你可以盡力去實踐美好、專注、愉悅的生活型態，學著珍惜每天能夠享用的食物，注意對哪些食材對身體好？哪些不好？哪些會讓你感到精力充沛，哪些會讓你精神不濟？常常不在意自己吃了什麼、狼吞虎嚥的人，會與自己的距離愈來愈遠，也離身體的需求愈來愈遠，就算是坐在餐桌上吃飯，思緒卻飄在別的地方。

吃飯也要專心

我常常建議背痛患者記住這句話：「只要專心吃飯，我就能釋放食物的能量。」每天吃飯前，先慢慢對自己說幾遍，感受這些字帶來的正面力量。是不是馬上就有放鬆的感覺了呢？接下來就好好享用眼前的美食，不要再草草結束一餐了！

今天為骨骼補充營養了嗎？

利用下表記錄自己每天每個小時吃了些什麼。多印幾張，記錄一整週的飲食內容，從中找出對背部有害的日常生活習慣。

時間
06:00
07:00
08:00
09:00
10:00
11:00
12:00
13:00
14:00
15:00
16:00
17:00
18:00
19:00
20:00
21:00
22:00
23:00
24:00

不要讓背覺得渴

　　水是身體和骨骼所需的重要成分。疼痛也可能是背部特定部位脫水的警訊。骨頭雖然看起來又硬又乾，但其實有 25% 是液體。為確保身體獲得充足的水分，一天至少要喝 2.5 至 3 公升的水。如果有從事會大量流汗的運動，就要喝更多的水。以下是我們為什麼要攝取充足水分的4大原因：

- 基本營養素要靠水才能輸送到脊椎和骨骼細胞中，如果喝太少水，身體會先將水分與養分提供給重要維生器官，接著才會輪到骨頭和軟骨。
- 水可以供給養分給脊柱，讓椎間盤保持厚度，可緩衝椎骨間的衝擊力道。水分就像是天然的避震器，讓背免於受壓力或負重的傷害。
- 關節軟骨與骨頭中的基質也需要水分，才能彼此協調、順暢地做出不同的動作。
- 充足的水分能幫助身體淨化與分解廢棄物質，避免身體酸化、損害關節。

避免體重過重

　　不僅每天吃下去什麼東西至關緊要，吃下多少分量的重要性也不容小覷。長遠來看，超重一、兩公斤都會對脊椎、椎間盤、關節造成負擔，進而導致肌肉緊繃。體重超重太多的人通常會更少運動，而且姿勢會不平衡；小腹太大則會使腰椎部位向前彎，進而導致姿勢不良或骨盆傾斜。

「幾公斤根本沒差？」

　　內心的惡魔這麼對你說嗎？它可是大錯特錯了。根據香港大學的一項研究，每增加一公斤，背痛的風險也會跟著增加；研究團隊針對共 2559 名平均 42 歲的受試者，使用核磁共振成像技術進行不同研究。73% 的受試者在椎間盤都呈現退化的現象，且受試者年紀愈大愈常出現退化的現象，不過基本上都屬於自然的磨損範圍。有趣的是，研究人員同時也研究了BMI與椎間盤退化之間的關係；研究人員沙瑪齊斯博士（Dr. Dino Samartzis）表示，研究結果發現：「BMI 愈高的人，椎間盤退化的情況就愈嚴重。」超重的人出現椎間盤問題的機率是體重正常的人的兩倍，退化的情況也比正常體重的受試者來得嚴重。

喝對的水

　　買水時最好買鈣和鎂含量較高的水，最好不要買氣泡水，因為氣泡水含有碳酸，會使身體偏酸性，進而導致鈣質流失與骨質疏鬆。

維持下去最重要

根據世界衛生組織的資料顯示，全世界超過 20 歲的肥胖人口已達 15 億，德國則有近半數的成人 BMI 超過 25。如果你也是其中的一員，我強烈建議你開始減重，因為過重會對背部造成很大的負擔！不妨和家庭醫生或營養師商談該怎麼做，他們能幫助你找出健康、合適的飲食計畫，有效讓體重下降。先算出自己的 BMI，然後決定是否需採取下一步的行動。

填飽肚子還是享受當下？

吃東西當然不僅僅是攝取養分，更是愉悅療法的一環，也就是要有意識、專心地細嚼慢嚥，專注於進食的過程，享受當下的愉悅感受，覺得飽了的時候馬上停下來。記取過去習慣的教訓，從今天開始建立健康、正確的飲食習慣。

要戒除對背部不好的生活習慣，從飲食下手是最快的，因為大部分的人都喜歡享受美食，所以等於每次吃飯都是一次愉悅治療。這是極為簡單但重要的一步，奪回主控權、找出疼痛的問題、再次成為自己生活的主人。在這個過程中，你會發現自己可以決定要吃什麼、要用什麼方法享受美食。每次用餐前都想想，自己是要選擇「沉重」的卡路里，還是要享受對背部有益、為身體帶來能量的養分。只要在廚房好好決定自己要享用的美食，馬上就能發現，這對自己的背有莫大的幫助。

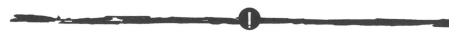

BMI

要知道自己是不是過重，用「身體質量指數」（BMI）很快就能計算出來。這個指數可以幫助你了解依據自己身高算出來的理想體重。

公式

BMI = 體重（公斤）除以身高的平方（公尺）

例：71 kg : (1.72 m x 1.72 m) = 24

結果分析

過輕 = BMI < 19、正常 = BMI 19－25、過重 = BMI 25－30、肥胖 = BMI > 31

吸菸對背也有影響

抽菸不僅會傷害肺和血管、使記憶力減退，老菸槍罹患慢性背痛的風險可能較高。根據德國海德堡大學醫學中心與曼海姆公共衛生暨社會預防流行病學院 2003 年的一項研究顯示，原因在於尼古丁會使血管窄化，進而使骨頭和椎間盤的血液與養分供應不足，長期下來脊椎就會變得脆弱不穩。

吸菸經證實對背部有害

研究人員詢問了 7,000 位民眾關於吸菸量的問題，以及他們在背痛時的心理狀態。得出的結果是，受試者吸菸的歷史愈長，受背痛所苦的可能性就愈高，不過實驗無法確定受試者的吸菸量與開始吸菸的時間。所以說，雖然多年前沒辦法從科學上證明尼古丁與背痛之間的關聯，但唯一可以確定的是，吸菸對於改善背痛絕對沒有幫助。2012 年的一項研究甚至證明了吸菸對背部有害。該研究由美國羅徹斯特大學骨科部門列西丁博士（Dr. Glenn Rechtine）主持，針對 5,300 名背痛患者的資料進行研究；患者在經過 8 個月的治療後，回答了一系列的問題。研究結果包括：

- 不吸菸或戒菸很久的患者，疼痛程度通常比吸菸患者或於治療期間才戒菸的患者來得低。
- 吸菸患者用疼痛量表來評估自己疼痛的程度時，一般來說都明顯偏高。
- 吸菸時的疼痛感會更強烈，在頻率與強度方面都更高。
- 和吸菸時相比，在治療期間戒菸的患者表示自己的疼痛狀況有好轉。
- 在治療期間繼續吸菸的患者，統計資料上無法證明其狀況有明顯的好轉。

**不是過去、也不是未來，
而是要從現在開始好好養成對背有益的生活型態。**

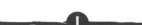

別讓背部不開心

所有還在吸菸的背痛患者，背一直在為你拚命振作，所以拜託好好傾聽它發出的警訊，趕快戒掉吸菸這個壞習慣吧！

後記
為自己的健康奮戰

　　希望在閱讀本書的過程中，你已經和自己的背成為好朋友了。所以當朋友狀況不好的時候，你會怎麼幫助他？會不會對他好、支持他？使他心情平靜？保護他？拉他一把、帶他重新開始活動？或許你會和朋友解釋，雖然問題不會一夜之間消失，但只要有耐心、意志堅定，好好照顧自己並起身解決問題，遲早會擁有海闊天空的人生。

　　對待背也是如此。背如果要恢復健康，就需要悉心關注與照顧。或許下個星期或下個月背痛問題就完全解決了，又或許你已經成功讓疼痛大幅降低，不論是哪種結果，都能使生活品質的各個面向有所改善。我相信這個計畫能使背更為強壯，也希望各位願意和我分享在執行這個計畫的經驗和所獲得的成功，歡迎來信至 ruecken@ marianowicz.de，和我分享你的治療過程和成功故事。記得，我們不能放棄自己，而是要努力放下背痛！

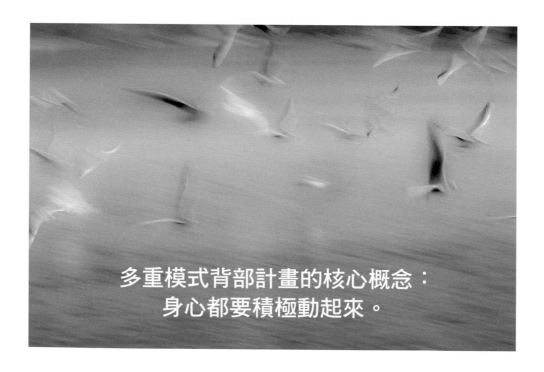

多重模式背部計畫的核心概念：
身心都要積極動起來。

影響背部健康的10大關鍵因素

　　疼痛是身體出問題的警訊，背痛也是同樣的道理。雖然導致背痛的原因有很多種，但唯有靠自己積極參與治療才能解決問題。只要多加注意下列10大重點，就能享受背部健康的幸福人生。

1. 為自己的健康負起責任：身體、背部、健康都是自己的，所以為了自己好，要立志成為背部專家。
2. 戒掉不良習慣、積極動起來：多多活動、散步、健行，積極參與自己的人生，多做對身體有益的事。
3. 目標明確的活動：透過全身伸展計畫和背部健康訓練強化背部肌肉（113頁與155頁起）。
4. 以放鬆緩解疼痛：漸進式肌肉放鬆法、自主訓練、冥想等，運用各種物理與心理方式放鬆緊繃的肌肉（94頁起）。
5. 找出導致壓力和疼痛的生活因素：透過目標明確的自我詢問清單，找出導致疼痛和壓力的潛在原因（131頁和175頁）。
6. 以愉悅改變疼痛感知：雖然一開始聽起來很不合理，但這個方法經證明確實有效。實際的愉悅感受可以改變疼痛記憶，所以請時不時好好享受一下。
7. 工作時請保持正確的背部姿勢：盡量多多變換姿勢，同一個姿勢或動作不要持續太久。可以做一做適合每天工作時進行的伸展練習（170-171頁）。
8. 多多攝取有益骨骼和背部的養分：從新鮮的食物中攝取維生素和礦物質有助於強化骨骼和肌肉，並可增進身體的自癒力（179-180頁）。
9. 不要孤軍奮戰：邀請朋友、家人、治療師一起成為你背部健康作戰團隊。
10. 保持正面積極的心態：把治療背部的所有成功經驗都記錄下來，時常閱讀每一個進展，如此會讓你隨時充滿動力，並對自己的背更有信心。

「治癒即自療：當自己背的主人。」

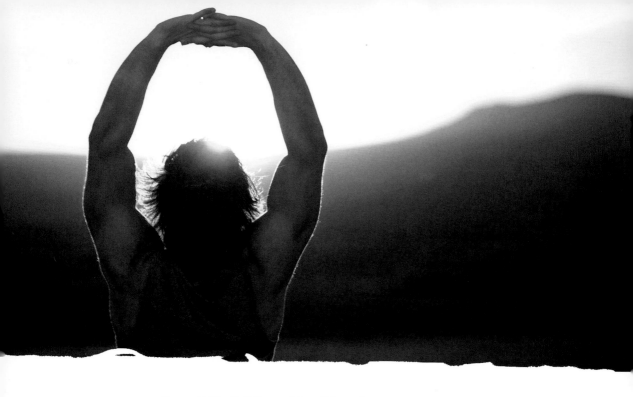

多重模式背部計畫
3 階段提要

多重模式即在成功的背部治療中廣納多重觀點、治療方式與專家意見，
以協助患者減輕疼痛，最終成功擺脫疼痛。
全方位是使本計畫有別於其他治療的關鍵之處。

起點：
背部需要協助，雖然醫生和治療師都會從旁協助，但唯有自己才是背部治療的
關鍵人物。

- 為自己擬定一項背部約定，確實執行所有的必要手段，才能重拾健康和生活
  品質。
- 訂定實際可行的目標，一步步朝擺脫疼痛的最終目標前進。
- 找到一位自己信任的醫生或治療師，一方面協助你達成目標，一方面根據你
  的需求來調整多重模式背部計畫。

第 1 階段
迎戰急性疼痛

如果時不時就得煩惱背痛，請善用以下 3 大戰術。

- 務必盡快解決發炎問題，才不會產生或強化「疼痛記憶」。找出自己能力範圍內能做到的改善方案，也可以向醫生諮詢。
- 學習放鬆的技巧，以正面的態度影響自己的疼痛感知，緩解身體的緊繃感。
- 以全身伸展計畫放鬆背部肌肉，恢復背部的活動力。

第 2 階段
全面掌握疼痛

隨時都感到背痛？還是時有時無？找出背痛的成因並一舉將之消滅。

- 以目標明確的問題找出對背部不利的行為模式、生活條件，以及思考模式，追根究柢查明真正的成因。
- 透過正面的活動與自己喜愛的事物，戒除容易導致疼痛的不良行為模式。

第 3 階段
永久擺脫疼痛

採取有益背部健康的生活方式與態度，才能永久擺脫疼痛。

- 定期執行背部健康訓練可以讓背更加強壯、靈活。
- 根據本書精心設計的背部問題集，找出背痛的成因和對己有益的調整方式。
- 善用各種專家建議，建立健康的生活模式，讓背部永保健康活力。

國家圖書館出版品預行編目資料

啟動自癒力，和腰痠背痛說拜拜：德國人手一本的背部保健聖經
/馬丁‧馬力安諾維奇（Dr. med. Martin Marianowicz）著；史碩
怡譯. -- 初版. -- 臺北市：商周出版：家庭傳媒城邦分公司發行，
民105.09
面；　公分.
譯自：Den Rücken selbst heilen: Schmerzfrei werden und bleiben -
　　das ganzheitliche Programm
ISBN 978-986-477-088-5 (平裝)

1.骨科 2.背痛 3.保健常識

416.6   105015257

啟動自癒力，和腰痠背痛說拜拜：德國人手一本的背部保健聖經

原 書 書 名 / Den Rücken selbst heilen: Schmerzfrei werden und bleiben - das ganzheitliche Programm
作　　　者 / 馬丁‧馬力安諾維奇（Dr. med. Martin Marianowicz）
譯　　　者 / 史碩怡
企 畫 選 書 / 賴芊曄
責 任 編 輯 / 賴芊曄

版　　　權 / 林心紅
行 銷 業 務 / 李衍逸、黃崇華
總 編 輯 / 楊如玉
總 經 理 / 彭之琬
發 行 人 / 何飛鵬
法 律 顧 問 / 台英國際商務法律事務所 羅明通律師
出　　　版 / 商周出版
　　　　　　台北市104民生東路二段141號9樓
　　　　　　電話：(02) 25007008　傳真：(02)25007759
　　　　　　E-mail：bwp.service@cite.com.tw
　　　　　　Blog：http://bwp25007008.pixnet.net/blog
發　　　行 / 英屬蓋曼群島商家庭傳媒股份有限公司 城邦分公司
　　　　　　台北市中山區民生東路二段141號2樓
　　　　　　書虫客服服務專線：02-25007718；25007719
　　　　　　服務時間：週一至週五上午09:30-12:00；下午13:30-17:00
　　　　　　24小時傳真專線：02-25001990；25001991
　　　　　　劃撥帳號：19863813；戶名：書虫股份有限公司
　　　　　　讀者服務信箱：service@readingclub.com.tw
　　　　　　城邦讀書花園：www.cite.com.tw
香港發行所 / 城邦（香港）出版集團有限公司
　　　　　　香港灣仔駱克道193號東超商業中心1樓；E-mail：hkcite@biznetvigator.com
　　　　　　電話：(852) 25086231　傳真：(852) 25789337
馬新發行所 / 城邦（馬新）出版集團 Cite (M) Sdn. Bhd.
　　　　　　41, Jalan Radin Anum, Bandar Baru Sri Petaling, 57000 Kuala Lumpur, Malaysia.
　　　　　　Tel: (603) 90578822　Fax: (603) 90576622　Email: cite@cite.com.my

封 面 設 計 / 李東記
排　　　版 / 極翔企業有限公司
印　　　刷 / 卡樂彩色製版印刷有限公司
總 經 銷 / 聯合發行股份有限公司
　　　　　　電話：(02)2917-8022　傳真　(02)2911-0053
　　　　　　地址：新北市231新店區寶橋路235巷6弄6號2樓

■2016年9月初版　　　　　　　　　　　　　　Printed in Taiwan
定價400元

Den Rücken selbst heilen by Dr. med. Martin Marianowicz
ISBN 978-3-8338-4130-9 © 2015
Published originally under the title "*den Rücken selbst heilen*" © 2015 by GRÄFE UND UNZER VERLAG GmbH, München

Bildredaktion: Julia Fell ; Layout & Umschlaggestaltung: independent Medien-Design, Horst Moser, München ; Fotoproduktionen: Übungen: Nicolas Olonetzky ; Illustrationen: Maria Maehler: S. 10, 30, 32, 49; Claudia Lieb: S. 46, 80 ; Grafische Elemente: Walter van Lotringen ;Grafische Elemente Umschlag: Shutterstock ; Weitere Fotos: A1 prix: S. 17, 58; Corbis: S. 8; dpa picture alliance: S. 66; Gallery Stock: S. 132; Getty Images: S. 40; Jahreszeitenverlag/ Cornelius Scriba: S. 110; Kramp & Gölling: S. 178; Laif: S. 105; Laura Stolfi : S. 135; Marc Oeder: S. 96; Masterfile: Innenklappe vorne, S. 54; Mauritius Images: S. 51, 112; Plainpicture: S. 2, 5, 28, 62 71, 100, 106, 140, 144, 150, 174, 176, 186; privat: S. 21; Shutterstock: S. 86; Stocksy: S. 92, 128, 172; Trinette Reed Photography: S. 78; Wilfi red Wulff: 6/7, 76/77

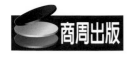

廣　告　回　函
北區郵政管理登記證
北臺字第000791號
郵資已付，免貼郵票

104　台北市民生東路二段141號2樓

英屬蓋曼群島商家庭傳媒股份有限公司城邦分公司　收

- -

請沿虛線對摺，謝謝！

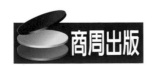

書號：BK5119　　　書名：啟動自癒力，和腰痠背痛說拜拜　　編碼：

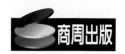 商周出版

讀者回函卡

感謝您購買我們出版的書籍！請費心填寫此回函卡，我們將不定期寄上城邦集團最新的出版訊息。

不定期好禮相贈！
立即加入：商周出版
Facebook 粉絲團

姓名：＿＿＿＿＿＿＿＿＿＿＿＿＿＿＿＿＿＿ 性別：□男 □女

生日：西元＿＿＿＿＿＿年＿＿＿＿＿月＿＿＿＿＿日

地址：＿＿＿＿＿＿＿＿＿＿＿＿＿＿＿＿＿＿＿＿＿

聯絡電話：＿＿＿＿＿＿＿＿＿ 傳真：＿＿＿＿＿＿＿＿＿

E-mail：

學歷：□ 1. 小學 □ 2. 國中 □ 3. 高中 □ 4. 大學 □ 5. 研究所以上

職業：□ 1. 學生 □ 2. 軍公教 □ 3. 服務 □ 4. 金融 □ 5. 製造 □ 6. 資訊

　　　□ 7. 傳播 □ 8. 自由業 □ 9. 農漁牧 □ 10. 家管 □ 11. 退休

　　　□ 12. 其他＿＿＿＿＿＿＿＿＿＿

您從何種方式得知本書消息？

　　　□ 1. 書店 □ 2. 網路 □ 3. 報紙 □ 4. 雜誌 □ 5. 廣播 □ 6. 電視

　　　□ 7. 親友推薦 □ 8. 其他＿＿＿＿＿＿＿＿＿

您通常以何種方式購書？

　　　□ 1. 書店 □ 2. 網路 □ 3. 傳真訂購 □ 4. 郵局劃撥 □ 5. 其他＿＿＿

您喜歡閱讀那些類別的書籍？

　　　□ 1. 財經商業 □ 2. 自然科學 □ 3. 歷史 □ 4. 法律 □ 5. 文學

　　　□ 6. 休閒旅遊 □ 7. 小說 □ 8. 人物傳記 □ 9. 生活、勵志 □ 10. 其他

對我們的建議：＿＿＿＿＿＿＿＿＿＿＿＿＿＿＿＿＿＿＿

＿＿＿＿＿＿＿＿＿＿＿＿＿＿＿＿＿＿＿＿＿＿＿＿＿＿＿

＿＿＿＿＿＿＿＿＿＿＿＿＿＿＿＿＿＿＿＿＿＿＿＿＿＿＿